Enfin le régime idéal

Thierry Deneuve

Achevé d'imprimer en août 2015

ISBN : 978-2-9553186-0-7

Dépôt légal : août 2015

AVANT-PROPOS

Pourquoi proposer un régime de plus dans ce marché déjà saturé de régimes plus ou moins efficaces ? Pourquoi l'avoir nommé « Le régime idéal » de manière si présomptueuse ?

Nous avons étudié et essayé moult régimes, des plus farfelus aux plus scientifiques, dont voici une liste non exhaustive :

Le Chrononutrition, le Maigrir 2000, la Méthode MentalSlim, la Méthode Montignac, la Méthode Oméga, la Méthode Rougier, le Régime abdos, le Régime acide base, le Régime anti-cellulite, le Régime Antoine, le Régime Atkins, le Régime Belle Plante, le Régime circadien, le Régime Citron, le Régime CSIRO, le Régime de jeûne, le Régime dissocié, le Régime Dukan, le Régime Fibres, le Régime Forking, le Régime groupe sanguin, le Régime Hollywood, le Régime hormonal, le Régime hyperprotéiné, le Régime hypocalorique, le Régime Index Glycémique (IG), le Régime Jacques Fricker et le TGV, le Régime Karl Lagerfeld, le Régime Kousmine, le Régime macrobiotique, le Régime Mayo, le Régime McKeith, le Régime méditerranéen, le Régime Miami, le Régime multicolore, le Régime Okinawa, le Régime paléolithique, le Régime Paul-Loup Sulitzer, le Régime pommes de terre, le Régime Portfolio, le Régime Pritikin, le Régime protidique, le Régime Savoir Maigrir, le Régime Scarsdale, le Régime Seignalet, le Régime Shapiro, le Régime Shelton, le Régime Sonia Dubois, le Régime soupe, le Régime starter, le Slenderline, les Substituts de repas, le

Régime The Zone, le Régime végétarien, le Régime Véronique Genest, le Weight Watchers…

Je vous rassure, nous ne les avons pas tous essayés, seulement certains. Mais à chaque essai, nous nous sommes épuisés et nous avons eu, à plus ou moins court terme, une reprise intégrale du poids initial.

Je me suis dit qu'une approche totalement différente de ce problème de société devait voir le jour. De plus, je me suis rendu compte que beaucoup de ces propositions de perte de kilos superflus ne collaient pas avec nos vies modernes.

À savoir :

Emploi du temps surchargé.

Temps de cuisiner de manière saine limité.

Fatigue intense.

Et surtout, ces diverses recommandations de rationnements, que nous proposent ces multiples régimes, ne concordent pas toujours avec nos 150 000 à 200 000 ans d'alimentation pour l'*Homo sapiens* apparu à cette période, et que nous sommes encore.

Cette alimentation qui, tout au long de notre périple humain, a souvent été aléatoire, depuis que l'homme est devenu *Homo sapiens*. Car notre alimentation actuelle n'est apparue que progressivement, depuis notre statut de chasseurs-cueilleurs à celui « *d'Homo modernatus* ».

La sédentarisation de l'humanité a débuté entre 12 000 et 7 500 ans av. J.-C. C'est à ce moment-là que des petits groupes commencent à se former, puis à se rassembler en villages. Ces individus développent l'agriculture tout en perpétuant la chasse, la pêche et la cueillette. Les tribus nouvellement apparues ont pratiqué ensuite l'élevage. C'est alors que les hommes ont cessé d'être des nomades qui évoluaient au sein d'une nature dangereuse, puisant depuis des millénaires leur subsistance dans ce milieu sauvage. Nos lointains ancêtres sont devenus des producteurs qui consommaient ce qu'ils cultivaient par le semis et l'élevage.

Un calcul a mis en évidence qu'il était possible de récolter en quelques semaines assez de graines issues de plantes sauvages pour nourrir une famille de quatre personnes pendant un an.

C'est indéniable, la sédentarisation de l'humanité a été un tournant décisif pour notre approvisionnement. De nouvelles habitudes alimentaires sont apparues après 200 000 ans de nomadisme (arrivée de l'*Homo sapiens*), sans parler des lignées *Homo erectus* (entre 1 million et 300 000 ans) et *Homo habilis* (2,5 millions et 1 million d'années). Car notre alimentation, dite alimentation chasseur-cueilleur, remonte aussi à cette période.

En résumé, notre alimentation nomade date de 2,5 millions d'années, et notre alimentation sédentaire de 12 000 ans, environ.

Je veux ouvrir ici une parenthèse pour souligner que de nos jours, la sédentarisation est toujours considérée comme l'apanage des gens dits « plus civilisés »

Regardons comment les nomades (Indiens d'Amérique, Roms, Aborigènes d'Australie) sont mis au ban d'une société qui ne se souvient plus des épopées d'antan où le nomadisme était la norme et la survie.

N'oublions pas non plus qu'encore récemment, il était notoire que le fait de beaucoup manger était signe non seulement de bonne santé, mais aussi de portefeuille bien garni ; le sur-ego ne s'en trouvait que plus alléché. Alors que maintenant, l'inverse se produit.

Le « jamais trop riche et jamais trop maigre » de la duchesse de Windsor a flirté en son temps avec l'hérésie. Malheureusement, de nos jours, la bonne santé affichée d'un corps svelte se confond souvent avec la frénésie de suivre l'adage simpliste de la sulfureuse duchesse.

Je veux parler de cette recherche effrénée d'un corps extrêmement maigre dont les magazines de mode et les publicités outrancières nous abreuvent à longueur de temps.

Mais revenons à nos gentils moutons… Ne pas avoir faim pendant l'épreuve du régime et surtout ne pas reprendre ces kilos perdus avec tant d'acharnement devient le défi.

Nous avons donc décidé, mon épouse et moi-même, à la lumière de ces savantes réflexions et de ces constatations, de mettre en place de nouvelles règles alimentaires.

Nous avons compris qu'il fallait mieux manger pour maigrir. Nous avons réussi avec joie ce challenge de mincir sans douleur. Et nous avons décidé, dans un élan de générosité, de partager avec vous cette aventure…

1ER PARTIE

Nous avons donc, mon épouse et moi-même, mis en place cette nouvelle manière de nous alimenter qui nous a permis de perdre nos kilos disgracieux, sans éprouver de sensation de faim, sans culpabiliser. Nous sommes dans la quarantaine et comme chez tout quadragénaire, notre métabolisme s'est un peu modifié.

Notre méthode n'exige pas d'abandonner les féculents ; nous sommes comme la grande majorité, nous les adorons. Il n'était pas question de ne plus en manger.

Plutôt rester bedonnants que de se priver de certains plaisirs ! Notre méthode est simple et vous allez certainement vous exclamer :
« Pourquoi n'y ai-je pas pensé plus tôt ! »

Bien sûr, toute tentative exige un investissement et de la volonté, toute action demande une réflexion préalable concernant son mode d'application et le moment opportun pour se lancer.

Ne croyez pas qu'il suffise de frétiller du bout de son joli nez (tout le monde n'est pas une sorcière bien-aimée !) pour que, comme par magie, le charme opérant, les kilos s'envolent.
Il nous a fallu un temps d'adaptation pour mettre en place cette révolution gustative. Nous avons été surpris de constater à quel point notre alimentation s'est régulée de manière naturelle.

Nous espérons vraiment, si vous décidez d'essayer cette méthode, que cela se passera de la même manière pour vous.

Ce qui est certain, c'est que cette expérience a ébranlé certaines de nos certitudes.

Maintenant, pourquoi ce nom si présomptueux ? Tout simplement parce que le régime idéal est celui qui convient le mieux à chacun.

C'est la raison pour laquelle j'ai créé ma propre façon de m'alimenter, celle qui me convient le mieux, celle qui me fait perdre mes kilos disgracieux et pernicieux. Pernicieux dans le sens où il est avéré que les kilos superflus sont néfastes pour la santé. Toutes les études le prouvent : cholestérol, hypertension, diabète, troubles cardio-vasculaires sont, sans conteste, des maladies liées à une surcharge pondérale.

Mon régime idéal ne sera peut-être pas le même que le vôtre, mais je vous apporterai, à travers ces lignes, les clefs qui nous ont permis de remporter ce challenge. Et nos clefs vous permettront peut-être de trouver les vôtres et d'adapter ce régime pour vous alimenter à votre convenance, de façon pérenne.

Il est indéniable que nous sommes tous différents, à l'instar de nos empreintes digitales. Pourquoi devrions-nous donc avoir un régime unique ?

Notre devise est toute simple : une personne, un régime ; chaque métabolisme est différent, chaque cas est différent.

Je ne peux pas parler d'alimentation sans faire un respectueux détour du côté d'Hippocrate, car n'oublions pas cet adage célèbre d'un auteur non moins célèbre qui, en son temps, avait déjà pressenti à quel point notre nourriture avait un impact sur nous. Comme l'a si bien dit ce maître du Ve siècle av. J.-C. : « Que l'alimentation soit ton premier médicament. »

JUSTE UN RETOUR SUR MON PARCOURS

Je suis dans la restauration depuis mon adolescence. À 15 ans, j'ai, commencé mon apprentissage dans un 19/20 (*Gault & Millau*), débuts couronnés par la réussite logique d'un CAP dans une école hôtelière.

J'ai continué à gravir les marches démesurées d'une profession exigeante sur tous les plans.

À deux moments de ma vie, j'ai été propriétaire d'un restaurant, le premier à Orange, dans le Vaucluse, alors que je n'avais que 26 ans. Il m'a fallu à ce moment-là tout créer à partir d'un local vide, assurer les travaux, l'élaboration d'une carte séduisante. Puis vint le défilé du personnel de cuisine et de salle avant embauche. L'aventure a duré deux ans et a fini prématurément à cause de la rupture avec ma petite amie et associée de l'époque.

J'ai ensuite travaillé pour des traiteurs parisiens. Pendant vingt années de bons et loyaux services auprès de ces traiteurs, j'ai appris tout ce que cette profession magique peut enseigner : élaboration de buffet, décoration d'un lieu, dressage des plats. J'ai découvert également le travail en cuisine, où combiner les mets demande un doigté que vous pouvez aisément imaginer.

J'ai aussi travaillé au service *catering* d'une prestigieuse maison de couture française pendant dix ans, maison que j'ai quittée pour rejoindre mon épouse mutée à Vienne, en Autriche. Il a fallu pendant cette période plus de professionnalisme que nulle part ailleurs.

C'est donc à Vienne que j'ai ouvert mon deuxième restaurant, qui proposait au menu des spécialités bien françaises. Là encore, je suis parti de presque rien : un local fermé depuis six mois où il a fallu tout reconstruire, pour adopter un look bistrot avant d'élaborer une carte attractive.

J'ai dû également peaufiner cette redoutable équation : adapter à une clientèle étrangère les plats familiers au palais subtil des Français.

Voici un aperçu de ma carte : le bœuf bourguignon, le foie gras, les escargots flambés à l'anis. Pour le déjeuner, je servais des menus plus simples pour des clients de plus en plus pressés. Par exemple, des omelettes préparées presque aussi bien que chez La Mère Poulard, mais aussi des salades variées, sans oublier une grande assiette de charcuteries de nos régions. Et la carte proposait également des desserts divers, une fameuse tarte au citron, la crème brûlée, etc.

Après quarante ans de ce culte gustatif, plongé dans cet environnement où la nourriture est religion, il est facile pour moi d'avoir un avis plus qu'averti sur la question.

Pendant cette période, l'âge aidant, le surpoids est apparu, et le « yo-yo » a commencé : perte de poids après un dur régime, puis reprise, puis perte, puis reprise, etc.

C'est à cette période que nous avons décidé d'arrêter de jouer avec notre bien-être et notre santé, pour vraiment nous prendre en charge.

C'est pour cette raison qu'aujourd'hui, nous souhaitons partager notre expérience avec toutes les personnes qui, comme nous, ont une vie active et ne souhaitent pas sacrifier leur vie sociale. Car sortir le soir, quand on est au régime, peut être une torture pour ceux qui suivent des régimes draconiens lorsque leurs amis se régalent de mets interdits. Avec ce nouveau régime idéal, aucun problème, la réorganisation de l'alimentation permet des soirées festives à souhait.

Voici donc une nouvelle approche simple et facile d'une alimentation que je pense être réellement en accord avec des préceptes harmonieux.

À VOS MARQUES, PRÊTS...

Nous avons, mon épouse et moi-même, essayé plusieurs des régimes couramment proposés (inutile de les citer de nouveau, nous les connaissons tous plus ou moins). Mais aucun ne nous a entièrement satisfaits. Nous avons alors décidé de prendre à bras-le-corps ce problème épineux et d'y réfléchir sérieusement.

D'abord, j'ai comparé ces régimes et j'ai relevé leurs points communs. J'en ai tiré des règles plus ou moins générales.

Ces règles sont :

— Pas ou peu de féculents.
— Pas de sucre raffiné (sucre blanc). Nous, Français, consommons en moyenne 35 kg de sucre par an ; pour une alimentation saine, il ne faudrait pas dépasser 8 kg.
— Beaucoup de fruits et de légumes (les fameux « 5 par jour »).
— La pratique d'un sport.
— Beaucoup de protéines.
— Moins manger, réduire sa ration quotidienne de calories.

Forts de ces règles, presque tous les régimes proposent des programmes plus ou moins bien adaptés au regard de ces modèles. Certains, et c'est là le point très important, vont convenir à certaines personnes et moins à d'autres.

Un ami (ou une amie) vous a sûrement un jour annoncé : « Oooooh, j'ai trouvé un régime géniaaaaal ! »

Mais ce régime tant vanté ne vous convient peut-être pas à vous.

Pourquoi donc est-ce que ma pimbêche de copine fond (ou mon traître de copain) comme neige au soleil, et moi, qui crève de faim, je ne perds pas un gramme ou, pire, je reprends très vite tous mes kilos perdus ?

Pourquoi ?

Cela nous est arrivé à tous, au moins une fois.

D'où notre idée…

L'important, voyez-vous, c'est de tester le plus possible de régimes, puis d'adopter ou d'adapter ce qui nous convient le mieux. Le régime génial de votre copain lui convient à merveille ? Tant mieux pour lui !

Dans notre régime idéal à nous, nous le répétons, prenez ce qui vous convient et laissez ce qui vous paraît saugrenu ou ce qui ne vous semble pas adapté, sans hésiter.

Mais attention, première croyance à bousculer : il est tout à fait normal de reprendre ses kilos après un régime. On a tous vécu ce désagréable moment, la reprise des kilos si ardemment vaincus.

Eh oui ! Mais pourquoi ?

Tout simplement parce que l'alimentation, qui à la base nous a fait prendre ces kilos superflus, réapparaît comme par (dés) enchantement.

Si nous faisons un régime draconien et qu'après quelques mois d'intenses efforts, en n'y prenant pas garde, nous revenons à notre alimentation initiale, nous allons obligatoirement reprendre nos anciens kilos. CQFD, puisque c'est cette alimentation qui, à l'origine, nous a fait grossir. Il est donc tout à fait logique que ces kilos réapparaissent.

Fort de ce constat, j'ai souvent entendu : « Mon régime était super, j'ai perdu du gras, mais j'ai repris mes kilos. Je ne vais quand même pas rester au régime toute ma vie ! »

Le « Je ne vais pas rester au régime toute ma vie » est la phrase qui nous intéresse.

Eh bien, si. Désolé de vous décevoir, mais si nous voulons une silhouette à la hauteur de nos espérances, il faut bien nous rendre à l'évidence : à partir de maintenant, notre alimentation ne sera plus jamais la même.

Désolé !

Donc, notre idée était, avant toute chose, de trouver un changement alimentaire le plus proche possible de nos anciennes habitudes. De transformer ces sournoises habitudes gustatives en bonnes habitudes, celles qui font perdre du poids en préservant le sourire.

Réfléchir à ce qui ne convient pas, adapter ce qui convient le mieux. Et surtout, mettre en pratique la super règle.

Cette super règle est le ratio entre ce que nous mangeons et ce que nous brûlons (calories).

Saperlipopette !

LE SPORT

Tous les régimes s'accordent pour conseiller de bouger, gigoter, frétiller, se dandiner…

Okay, mais toujours au regard de nos 200 000 années d'alimentation nomade, il était très simple à cette époque de remuer, puisque courir après un gibier pendant des heures, voire des jours, n'avait rien de comparable avec les quelques mètres de métro, le boulot, et le dodo de notre vie actuelle, peu sportive. Convenons-en !

Mais nous retrouver dans une salle de sport, à suivre le rythme endiablé d'un prof super svelte, super sympa, super bronzé, super cool, nous n'en avons pas le temps (et vous ?) ! J'ai des gosses et un conjoint.

Voyons voir comment mettre à profit ce *modernatus-tempus*, dans notre société ultra moderne...

Il y a deux inventions qui nous intéressent, à savoir : l'escalateur et l'ascenseur. Voici un moyen intéressant de faire du *sportus-modernatus*, au quotidien, sans même dépenser un centime.

EXERCICES DE BASE

Nous avons décidé de ne plus jamais prendre l'ascenseur. Si nous rentrons des courses, les bras surchargés de denrées, nous plaçons nos sacs et cabas dans l'ascenseur et nous empruntons cette merveilleuse invention à bonne santé qu'on nomme « escalier ». Et nous voilà partis ! Nous grimpons aussi vite que possible jusqu'à l'étage souhaité, arrivant souvent avant nos précieux sacs. Au début, on est essoufflés, mais très vite, on en redemande. Quelquefois, pour rire, nous faisons le pari de redescendre et de remonter, toujours aussi vite.

Vous l'aurez compris, pour les escalateurs, il s'agit du même exercice (nous les laissons à ceux qui n'ont pas encore lu ce livre !).

Juste une parenthèse : les Japonais, après l'horrible catastrophe nucléaire survenue sur leur sol, ont décidé d'arrêter toutes leurs centrales nucléaires, par principe de précaution (eh oui). Mais je crois qu'ils projettent d'en rouvrir une prochainement (affaire à suivre).

Persuadés que personne n'est à l'abri d'une catastrophe similaire, ils ont réussi le pari d'économiser suffisamment l'électricité pour ne pas avoir à modifier radicalement leur façon de vivre. Les deux changements notables qu'ils ont mis en place sont l'arrêt des escalateurs dans les espaces publics et de la climatisation dans les bureaux. Pour la climatisation et l'élévation de la température qui en a résulté, la parade a été d'autoriser les employés à ôter leur cravate et leur veste pendant les heures de travail.

Une petite révolution au pays du Soleil levant.

Pour les escalateurs, les autorités ont argué que le fait de prendre les escaliers était très bon pour la santé. Les ascenseurs étaient réservés aux handicapés et aux personnes très âgées. D'une crise majeure, il est ressorti un comportement des plus adaptés.

Fermons la parenthèse.

Voici, en plus des entraînements dans les escaliers, d'autres petits exercices très simples, très faciles à mettre en place.

Comme nous n'avons pas le temps d'aller à la salle de sport 3 fois par semaine, voici ce qui nous a réconciliés avec les exercices physiques contraignants.

CONTRACTION

Tout au long de la journée, quand nous le pouvons, quand personne ne nous regarde, aux toilettes ou dans la salle de bains (bref, dans un endroit tranquille), nous contractons nos muscles, le plus possible. D'abord les bras, puis les pectoraux.

Nous comptons 10 secondes d'effort puis 10 secondes de relâchement, ensuite nous contractons nos abdominaux de la même façon. Nous avons commencé avec juste 10 ou 15 secondes, suivies d'un relâchement équivalent. Ensuite vient le tour des jambes que nous plions un peu pour la phase de contraction maximale avant le relâchement.

Nous contractons les muscles au mieux de nos possibilités. Au début, ce type d'exercice n'a été ni simple ni facile à mettre en place, mais vous verrez : si vous décidez d'opter pour ces activités, vous allez, comme nous, comprendre le *modus operandi* en 3 ou 4 séances.

Ensuite, c'est à vous de voir pour adapter le temps de contraction et de relâchement, en fonction de vos possibilités et de votre idéal.

Nous-mêmes avons décidé d'augmenter progressivement les contractions jusqu'à un rythme de 5 séries de 15 ou 20 secondes.

Nous nous sommes très rapidement rendu compte de nouveau que nous avions des muscles !

Ces exercices ont l'énorme avantage de pouvoir être effectués n'importe où et n'importe quand, pas besoin de salle de sport.

Pourquoi le faire dans un lieu désert ? Le rictus disgracieux de notre visage lorsque l'on fait avec conviction les exercices décrits ici implique de la discrétion. Sauf si le regard des autres ne nous gêne pas. À vous de voir.

Mais ce qui nous a ravis, c'est qu'après un certain temps, on peut faire ces exercices très discrètement. Sans ce fameux rictus des débutants. Nous avons pu pratiquer ces entraînements au bureau (chut!), dans le bus, ou même en marchant. Nous nous contractons maintenant en affichant un grand sourire de bonheur. Sans rouge au front ni serviette à la main.

Autre chose : il est très important de faire des exercices tous les jours.

Nous buvons, dormons, mangeons, respirons quotidiennement. Chaque jour, nous avons des fonctionnements qui sont vitaux.

Ne plaisantons pas avec ça, les exercices physiques sont essentiels à une bonne santé.

Cependant, si nous avions opté pour des exercices en salle 3 fois par semaine avec un super prof, pas de problème, car ils ne seraient peut-être pas effectués tous les jours, mais nous nous serions dandinés raisonnablement en une fois pour emmagasiner suffisamment de mouvements pour plusieurs jours.

En revanche, si nous optons pour les exercices de contractions décrits dans ce livre, nous les faisons chaque jour. Sauf, bien entendu, le jour sacré de grasse mat'.

Une fois, j'ai été surpris sur mon lieu de travail, grimaçant dans les toilettes. Pas de panique, j'ai, tout penaud, suspendu mes exercices. Je les ai repris plus tard, à un moment plus opportun. Aucune importance, ces exercices ont l'énorme avantage de pourvoir être morcelés à souhait.

Si ça, ce n'est pas relax !

Le but de ces exercices n'est pas de nous faire devenir des « Schwarzy », loin de là, mais juste de nous sentir alertes et heureux, bien dans notre corps, avec un maintien droit.

Autre exercice simple : en appui sur les coudes, visage contre le sol, sur la pointe des pieds, le bassin surélevé de 30 cm, le dos bien droit. Nous comptons entre 10 et 60 secondes, avec pour temps de repos la même durée que l'exercice. Ça, c'est très efficace pour raffermir la ceinture abdominale.

ET LA MARCHE

Nous marchons quasiment tous les matins, pas pendant des heures, juste 20 ou 30 minutes. Nous verrons plus tard comment nous grappillons du temps pour cela.

Si nous ne pouvons pas, pour diverses raisons, marcher le matin, c'est le midi, pendant la pause déjeuner, que nous le faisons, et cela tout en mangeant notre repas princier.

Comme toute activité physique soutenue, la marche rapide fait que le métabolisme brûle des calories et à convertir les glucides, les lipides et les protéines en énergie plutôt qu'en réserve adipeuse. Nous n'aimons résolument pas courir, en revanche la marche nous permet de pratiquer un sport doux pour notre organisme, mais quand même efficace.

Pour revenir à nos ancêtres : nous savons qu'ils avaient développé une technique de chasse bien particulière (la course de fond et la marche rapide) qui leur permettait de poursuivre leurs proies sur de grandes distances, jusqu'à ce qu'elles s'épuisent. Ils pouvaient alors s'approcher suffisamment de leurs victimes pour être à portée de tir.

Voyez-vous, la marche rapide est en harmonie avec les millions d'années d'évolution qui nous précèdent. Notre métabolisme s'est adapté au fil de ces années d'évolution, puisque nous avons troqué nos poils contre une peau lisse, parsemée de milliers de glandes sudoripares propices à une régulation thermique appropriée. Je vous rappelle que cette technique de chasse est toujours en vigueur dans certains bushes africains.

Il est peut-être nécessaire de rappeler encore une fois la super règle, à savoir que notre poids dépendra essentiellement du rapport entre calories ingurgitées et calories brûlées.

En outre, plus la masse musculaire augmente, plus on brûle de calories. D'où l'intérêt de se muscler pour mincir.

Notre pratique régulière de la marche sportive, couplée à notre alimentation devenue équilibrée, a donné de très bons résultats. Deux à trois séances hebdomadaires de 30 minutes garantissent déjà des résultats visibles, dès les 3 premiers mois. Nous la pratiquons aujourd'hui quasiment tous les matins, alors imaginez le résultat !

Cependant, pour que la marche permette de mincir, il faut aller assez vite, entre 6 et 8 km/h. Concrètement, nous parcourons entre un kilomètre et demi et deux kilomètres en 10 à 15 min.

LA CORDE À SAUTER

Une corde à sauter est l'accessoire indispensable. C'est l'exercice de fitness parfait pour brûler les calories, pour avoir un ventre plat et pour éviter les problèmes de cellulite. Il est bon de savoir que 15 minutes de corde à sauter équivalent à 30 minutes de jogging. Eh oui ! 725 calories sont brûlées par heure d'exercice de saut à la corde. Vous ne rêvez pas.

C'est un exercice simple et vraiment complet.

Pour certains, ce sera une madeleine...

Sauter à la corde va solliciter les muscles du bas du corps tout en tonifiant les bras, les épaules, le dos et les abdominaux.

Bien maîtrisé, le saut à la corde est aussi un très bon moyen d'augmenter ses capacités d'endurance. Nous le pratiquons comme un jeu, selon notre envie et plusieurs fois par semaine.

MANGER COMME UN ROI LE MATIN ?

Deuxième croyance bousculée : manger comme un roi le matin.

Revenons à nos ancêtres... À leur réveil, je ne pense pas qu'ils se jetaient sur un repas gargantuesque. Au contraire, si on réfléchit à leurs préoccupations, je pense qu'heureux de ne pas avoir été eux-mêmes mangés pendant la nuit, ils devaient rapidement se préparer à partir à la chasse, car le pistage des animaux dans leurs projets journaliers prenait du temps.

Ils devaient être à même de rentrer avant la nuit. Rester isolé du clan une fois la nuit tombée devait être très dangereux.

Par ailleurs, si toute la troupe partait explorer les alentours à la recherche de sa pitance, les départs devaient être prompts.

Il est bien connu des amateurs de safari que, tôt le matin, les animaux se regroupent autour des points d'eau pour s'abreuver. Ces animaux sont donc à ce moment-là très facilement pistables. Évidemment, nos lointains ancêtres, munis de leurs lances ou de leurs sagaies, avaient dû faire le même constat !

Le repas du matin se résumait certainement à pas grand-chose, voire à rien du tout.

Partant de ce postulat, nous avons décidé, mon adorable épouse et moi-même, de ne plus rien manger le matin, bousculant ainsi les idées préconçues.

Toujours au regard de nos chers aïeux, ils avaient certainement soif à leur réveil. Il faut savoir que dans notre sommeil, nous perdons beaucoup d'eau, environ 60 ml toutes les heures pendant la nuit, soit entre un quart et un demi-litre pour huit heures de sommeil.

C'est pour cette raison qu'il est indispensable que la réhydratation se fasse au plus vite le matin.

Nous avons donc décidé de boire notre café, avec ou sans lait, ou une tisane ou du thé, accompagné d'un jus de fruits (fraîchement pressés). C'est ce que nous avions l'habitude de boire le matin, de manière à bien réhydrater notre corps. Mais nous avons abandonné tout aliment solide.

De plus, il est royal de ne plus perdre ce temps précieux à manger « bêtement », alors qu'on peut retarder son heure de réveil, ou s'occuper d'autres choses intéressantes, comme notre vivifiante marche dans l'aube naissante, égayée par de joyeux chants d'oiseaux multicolores (moment poétique).

Ce qui est étonnant, c'est que nous nous sommes rendu compte très rapidement que la faim matinale s'était envolée. En seulement quelques jours, comme si l'organisme se sevrait.

Bien sûr, cette idée de ne rien manger le matin va à l'encontre de presque tous les régimes connus. Ces régimes expliquent que, le matin, l'organisme a grand besoin de recharger ses batteries. Souvent, on peut lire que le petit-déjeuner doit être un vrai repas, comme le déjeuner ou le dîner, et que bien manger le matin permet à l'organisme de ragaillardir ses cellules.

Ailleurs, on peut lire qu'après une nuit de jeûne, l'organisme a besoin à nouveau de protéines, de lipides et de glucides. Car durant la nuit, le corps a continué à faire fonctionner les organes vitaux. Il a travaillé comme un forcené pour se réparer. Le matin, il faudrait donc refaire le plein d'énergie, etc. C'est vrai pour le travail fait pendant la nuit.

Ce qui paraît contradictoire, c'est d'expliquer qu'il faut prendre un copieux petit déjeuner, le matin. C'est comme si on roulait sans carburant et qu'arrivé à destination, on faisait le plein pour effectuer ce trajet. Un non-sens.

Ce que je propose, c'est l'inverse : bien manger le soir, pour permettre au corps d'avoir tout plein de briquettes pour réparer, reconstituer, renouveler, régénérer, revivifier ce corps.

Mais revenons un instant à cette formidable mécanique qu'est l'organisme.

Quand on décide de se priver de nourriture, pour plusieurs jours, dans le cas d'un jeûne, voici schématiquement quelques étapes que le corps franchit : la quantité de vitamines baisse rapidement, certes, mais ce ne sont pas des pertes critiques. Après 12 à 24 heures d'arrêt de l'alimentation, les stocks de glycogène sont épuisés. Puis, pendant les jours qui suivent, l'organisme puise dans ses réserves protéiques, dans les muscles mais aussi dans les réserves graisseuses prévues pour cette situation.

Car force est de constater que nos réserves graisseuses, tellement décriées aujourd'hui, étaient d'une extrême utilité lorsque, soumis à des périodes de disette, nous n'avions comme garde-manger que ces bourrelets disgracieux.

Selon certains scientifiques, un adulte de 1 m 70 et 70 kg compte environ 15 kg de réserve de graisse. Il pourrait donc tenir, toujours selon ces experts, plus de 30 jours sans manger. Sans parler de ceux qui, comme nous, arborent un garde-manger « hamstérien » plus conséquent.

Quand nous nous privons de nourriture le matin, que se passe-t-il en nous ?
Rien !

Si ce n'est que nous avons réorganisé nos habitudes alimentaires, ce qui nous a été au plus haut point bénéfique.

Voilà pourquoi les repas de roi le matin n'ont pas abouti, en ce qui nous concerne, à une fonte significative des kilos superflus.

Au contraire, bien manger le matin nous a entraînés dans la spirale du trop manger !
Souvenons-nous des règles communes aux régimes que j'ai étudiés avant de me décider à partager notre expérience dans cette échauffourée gustative avec nous-mêmes.

Une des règles communément admises est de moins manger.

MASTICATION

Nous mâchons, nous mâchons, nous mâchons… Des études récentes ont mis en évidence que le seul fait de mâcher pendant longtemps permettrait d'aider à retrouver le poids idéal.

Nous nous sommes dit : Pourquoi nous priver d'un exercice aussi simple qui permet d'atteindre notre but, qui est de retrouver notre poids idéal ? Il s'avère que la mastication occasionne la satiété. Le fait de mâcher provoque la libération d'histamine, ce neurotransmetteur qui va envoyer un message : « Nous n'avons plus faim. » Nous nous sommes rendu compte que plus nous mâchions, moins nous mangions.

Il ne s'agit pas seulement de manger lentement, il faut nous freiner quand l'envie d'avaler nous prend et continuer à mâcher le plus longtemps possible.

Ces études ont été menées par des chercheurs s'intéressant à la mastication, pour vérifier le rôle que celle-ci joue dans la sensation de satiété. L'une des plus surprenantes émane d'un laboratoire français, l'Institut national de la recherche agronomique*. Il a été demandé à des volontaires de mâcher longuement leurs aliments, de ne pas les avaler, mais d'en recracher la totalité. Aucune calorie n'a donc été consommée. Pourtant, tous les volontaires ayant participé à l'expérience sont repartis en affirmant qu'ils n'avaient plus faim, alors même qu'ils n'avaient rien mangé.

---

* INRA.

Une autre étude, celle-ci américaine, confirme les effets de la mastication sur la satiété : 13 volontaires ont été sollicités par l'université d'Indianapolis (États-Unis) ; il leur a été donné 55 g d'amandes à manger, avec des consignes sur le nombre de mastications : 10, 25 ou 40.

Pendant les 3 heures suivantes, les chercheurs ont évalué l'appétit des volontaires. Ils se sont alors aperçus que ceux qui avaient mâché 40 fois avaient moins faim que ceux qui s'étaient contentés de mâcher 10 fois avant d'avaler.

Au regard de ces récentes études, il est clair que le simple fait de mâcher plus longtemps nous a permis d'optimiser notre régime idéal.

MANGER COMME UN PRINCE LE MIDI

Là, oui, nous sommes d'accord, comme un prince, donc légèrement.

Si nous suivons le principe de ne rien manger le matin, une fringale s'installe vers 11 h, 11 h 30. Donc, à ce moment-là, nous nous octroyons le droit de grignoter.

Mais que grignoter ?

LE GRIGNOTAGE

Éviter de manger entre les repas est généralement un conseil redondant pour un contrôle du poids, arguant que le grignotage mène à une surconsommation d'aliments, contribuant ainsi au surpoids.

C'est une autre idée préconçue, puisqu'à un colloque interdisciplinaire, il a été expliqué que le modèle culturel de trois repas par jour ne correspondait à aucun déterminisme biologique, chronobiologique ou physiologique. Manger entre les repas n'entraîne un gain de poids que si nous ingérons plus de calories que nous n'en avons réellement besoin dans la journée.

Si les grignotages viennent en sus des repas et si les repas restent copieux, alors là oui, le surpoids sera indéniable.

Le problème avec le grignotage n'est pas le grignotage en lui-même, mais le fait qu'il conduise parfois à une suralimentation.

Il a également été prouvé par des chercheurs d'une université en Inde, qui ont étudié divers aliments, qu'après une collation à base d'arachides ou d'oléagineux, la faim était repoussée de deux heures et demie, tandis qu'avec les autres grignotages, elle réapparaissait au bout d'une demi-heure. Il suffit donc de bien choisir les aliments performants et rassasiants.

Il faut aussi bien identifier la sensation de faim qui nous submerge à un moment précis. Car si le grignotage est occasionné par des problèmes relationnels au travail ou à la maison, cela change la donne. L'expression de problèmes se traduit quelquefois par un comportement compulsif devant la nourriture.

Dans certains cas, le grignotage peut s'assimiler à un comportement impulsif lié au stress, à l'ennui ou à l'anxiété. C'est alors la cause et non le grignotage qui doit être analysée.

Cette envie de grignoter n'est pas, dans ces circonstances, le résultat d'une faim réelle.

Nous devons donc, avant tout, identifier clairement où se situe la sensation de ce besoin de grignoter. C'est une sensation de faim réelle qui vient du ventre, comme la soif. Il est important de la différencier de l'envie de manger. Je sais que cela peut paraître saugrenu, mais c'est réellement ce que nous avons remarqué. Cette sensation de faim réelle est un message que le corps envoie par l'intermédiaire de notre second cerveau.

LE SECOND CERVEAU

J'entends par « second cerveau » le cerveau reptilien situé dans le ventre. Il y a quelques années, les scientifiques ont découvert en nous l'existence d'un « deuxième » cerveau. En effet, notre ventre contient deux cents millions de neurones qui veillent à notre digestion et échangent des informations avec notre tête. D'ailleurs, ce second cerveau serait en fait le premier puisqu'il serait apparu d'abord, au fil de notre évolution.

Les chercheurs commencent à peine à décrypter les conversations discrètes entre ces faux jumeaux. Ils se sont aperçus par exemple que notre cerveau entérique, celui du ventre, produisait 95 % de la sérotonine, un neurotransmetteur qui participe à la gestion de nos émotions.

Si on sait depuis peu que ce que l'on ressent peut agir sur notre système digestif, on découvre que la réciproque est vraie. Notre deuxième cerveau joue avec nos sensations. Il pourrait sans complexe nous intimer l'ordre de lui fournir une alimentation spécifique nécessaire à notre survie.

Quand ces messages sont bien compris par notre tête, nous fournissons à notre second moi une alimentation nutritive et adaptée.

Puis les messages envoyés par ce second moi se font plus subtils, et nous pouvons, avec une certaine pratique, reconnaître de façon quasi infaillible la nécessité de recharger nos batteries.

Nous-mêmes, depuis que notre nouvelle alimentation est entérinée, nous nous rendons compte de ce que notre corps réclame à cor et à cri, par exemple des légumes en grande quantité. Si nous ne répondons pas à ce besoin réel, nous ne nous sentons plus en harmonie avec nous-mêmes. Cela a été très surprenant de constater ce phénomène.

Cette sensation de faim réelle est, comme le sommeil, la soif ou les démangeaisons, le moyen utilisé par notre organisme pour nous communiquer ses besoins.

GRIGNOTAGE BIS

Mais revenons à nos chasseurs-cueilleurs, et au grignotage.

Comme dit précédemment, les chasseurs-cueilleurs, tout au long de leurs périples, pouvaient repérer une pitance bien miséricordieuse et s'en délecter.

Nous nous sommes rendu compte que le grignotage fait partie intégrante de notre processus de régulation. Donc, dans l'idéal, notre quantité alimentaire devait baisser, c'était indéniable, on n'a pas pu y échapper. Nous nous sommes fait une (triste) raison. Mais nous avons pu identifier comment inclure et surtout comment valoriser les aliments qui ne sont pas stockés.

Bien sûr, notre grignotage aurait pu devenir contestable si nous l'avions orienté vers des aliments très caloriques comme les chips ou les pâtisseries. Si nous avions grignoté seulement ce que nous avions trouvé à notre ancien goût : pâtisseries ou barres chocolatées du distributeur. Nous serions sortis du régime idéal, pour retrouver nos penchants boulimiques.

Et ça, pas question !

Que choisir ? Eh bien, c'est simple : ce que nous trouvons hors des sentiers battus, par exemple des fruits frais, quelques graines oléagineuses, un yaourt, des œufs durs, un bol de céréales, ou même notre fameuse recette chocolat musli[1].

---

[1] Recette à la fin du livre.

L'abricot sec aussi est très nutritif. C'est l'un des aliments énergétiques de premier ordre et il augmente l'endurance et la longévité. C'est d'ailleurs l'un des aliments de base des Hunzas de l'Himalaya, un peuple réputé pour sa longévité.

Les graines oléagineuses consommées chaque jour stimulent le cerveau, préservent le squelette et le capital jeunesse, et ce sans faire grossir.

Eh oui, encore une idée préconçue qui s'envole… Noix, noisettes, amandes, cacahuètes ou encore pignons et pistaches ont la réputation d'être hypercaloriques et donc de faire grossir. Mais cette réputation est infondée au regard de certaines études, si l'on sait comment les manger.

Nous avons pris pour exemple la cuisine asiatique qui les utilise souvent, quasiment chaque jour, mais en petite quantité.

Voilà notre manière de les manger : en petite quantité, mais quotidiennement. Nous n'hésitons pas à consommer l'équivalent d'une poignée de graines oléagineuses chaque jour, ni trop salées ni trop grillées, pour en obtenir tous les atouts sans les inconvénients.

Imaginons-nous sur une piste inquiétante, cherchant à faire ripaille… Tout à coup, au détour d'un layon, nous découvrons de magnifiques arbrisseaux regorgeant de baies succulentes.

La tentation est trop forte ; les chasseurs-cueilleurs que nous étions pouvaient franchement se délecter sans vergogne de ces fruits ou de ces oléagineux.

Pour eux, fourbus de poursuivre leurs proies, cette aubaine nourricière devait être un apport énergétique primordial. Nous aussi, nous pouvons nous en délecter.

Prenons-en de la graine !

RÉSUMONS

Si je résume à la mi-course : nous ne mangeons rien le matin, en revanche nous buvons beaucoup au réveil. Nous nous réhydratons du mieux possible, avec de l'eau, des jus de fruits (fraîchement pressés), du café, du thé ou du lait. Bref, tout liquide qui nous convient, et en grande quantité.

Puis nous prenons à midi un repas princier, donc léger, du pain noir (complet) – je reviendrai sur la question du pain noir et du pain blanc. Le sandwich-yaourt devant l'ordinateur est plus salubre qu'il n'y paraît, ou une soupe, simple à faire, facile à manger. Entre-temps, si la faim se fait trop pressante, nous n'hésitons pas à craquer pour quelques fruits (bananes comprises) ou des oléagineux.

L'avantage non négligeable avec un déjeuner léger, c'est qu'on évite l'endormissement dû aux repas trop copieux. Nous restons vifs et en pleine possession de nos moyens tout l'après-midi. L'endormissement après un bon repas est normal car l'organisme, pour digérer, a besoin de toutes ses ressources. Je reviendrai sur ce principe plus tard, quand nous aborderons les idées les plus rebelles de ce livre sur le régime idéal, à savoir le repas du soir.

Cela nous arrive aussi de prendre le petit-déjeuner à midi, c'est le fameux brunch. Dans ce cas-là, nous mangeons des œufs sur le plat ou en omelette, des yaourts. Nous n'hésitons pas non plus à prendre des céréales.

Une bonne raison de consommer des céréales est fournie dans une étude menée par l'université de Cardiff (Pays de Galles). Elle montre qu'une consommation régulière de céréales peut diminuer le cortisol, l'hormone du stress.

Les céréales sont surtout intéressantes pour leur apport énergétique, sous forme de sucres lents. Elles sont aussi une bonne source de vitamines et de fibres alimentaires. En revanche, elles contiennent beaucoup de glucides, environ 70 % à 80 %. Elles contiennent également des protéines (jusqu'à 15 % pour le blé dur) et des sels minéraux, lesquels sont, comme les vitamines, indispensables à la vie.

Rappelons-nous que les sels minéraux représentent 4 % du poids du corps. Les principaux sels minéraux que l'on trouve dans le corps sont le sodium, le potassium, le magnésium, le calcium, le chlore, le phosphore et le soufre.
L'énergie des aliments que nous ingérons sera diffusée tout au long de la journée.

Quand nous déplaçons le petit-déjeuner à midi, nous pensons que c'est déjà en partie gagné, puisqu'un des buts de notre régime est de réduire la quantité de notre alimentation, pour diminuer notre apport calorique, sans ressentir la faim, sans aucune frustration et bien sûr sans aucune carence, et de coupler cette réduction quantitative avec une activité physique régulière.

De plus, j'ai remarqué que le petit-déjeuner est en général très semblable jour après jour, sans pour cela qu'il semble ennuyeux.

Je peux prendre des tartines beurre-confiture tous les matins, avec toujours le même plaisir. En décalant ce petit-déjeuner à midi, je déplace juste le plaisir.

Bien sûr, j'ai escamoté le beurre dans cette nouvelle organisation, puisqu'il entre dans les aliments à surveiller étroitement (nous verrons cela plus tard).

Donc, avec un déjeuner léger, nous nous sentons sémillants l'après-midi, à la grande joie de nos collègues.

NOUVELLES HABITUDES

Le sujet que je vais aborder maintenant est important.

Revenons un instant à nos lointains grands-parents. Pensez-vous un instant que, s'ils avaient eu une grande quantité de nourriture à leur disposition, ils s'en seraient privés ? Pensez-vous que, s'ils avaient eu un frigo regorgeant de victuailles, ils ne se seraient pas jetés sur ces mets délicieux ? Il est absolument certain que, s'ils avaient eu à leur portée autant de nourriture que nous en avons nous-mêmes, ils ne se seraient pas abstenus et seraient devenus aussi gros que nous.

Je pense que nous avons gardé, à cause de nos 2,5 millions d'années de famine quasi permanente, une frénésie bien compréhensible pour la nourriture devenue soudain surabondante.

Mais là où tout commence, et où peut-être tout se joue, c'est au magasin. C'est là que nous avons dû redéfinir de manière drastique nos habitudes d'achat.

Nous ne mangeons que ce que nous achetons. Cela paraît à première vue simpliste, mais si nous n'avions pas dans nos réfrigérateurs les produits dont nous voulons limiter la consommation, il serait beaucoup plus simple de se contrôler. Ah, si nous n'avions pas à notre portée toute cette tentation gustative !

N'est-ce pas ?

Donc, nous avons décidé de n'acheter que ce que nous voulons consommer. Si nous décidons de ne manger que 1/3 de baguette, par exemple, il est impératif de n'acheter que cette quantité, pas plus.

On sait qu'environ 41 200 kilos de nourriture sont jetés chaque seconde dans le monde. Cela représente un gaspillage de 1,3 milliard de tonnes d'aliments par an, soit 1/3 de la production globale de denrées dédiée à la consommation alimentaire. Ce gaspillage concerne tous les pays, riches comme pauvres (pour les pays pauvres, c'est plus à cause d'infrastructures de transport défaillantes, provoquant de mauvaises conditions d'acheminement, que d'un gaspillage direct) et représenterait une valeur de 990 milliards de dollars.

Une étude* indique que seulement 43 % des produits cultivés mondialement dans un but alimentaire sont directement consommés par les humains.

Plus près de nous, en France, chaque année, ce sont 1,2 million de tonnes de nourriture qui sont jetées. Cela représente 20 kilos de déchets alimentaires par an et par personne, dont 7 kilos jetés encore emballés.

Ces chiffres font frémir. Au regard du gaspillage mondial et français, cette nouvelle habitude que nous avons mise en place est un acte écologiste et humaniste. De plus, fait non négligeable, cela nous offre une économie financière bien réelle. Tout le monde peut enfin consommer agriculture biologique sans se ruiner.

---

* SMIL 2010.

Incontestablement, nous avons eu des difficultés à mettre en place ce nouvel apprentissage, parce que les habitudes d'achat sont ancrées dans l'inconscient, favorisées par des techniques agressives qui poussent à la consommation. Et aussi parce qu'achats alimentaires inconsidérés et surabondants riment souvent avec sécurité psychologique.

Nous avons dû bien évaluer nos besoins ; nous n'achetons que ce qui va être consommé, presque au jour le jour.

Rappelons-nous cet adage : il est plus facile de ne pas acheter que de ne pas manger.

Quand les victuailles ne sont pas dans le garde-manger, on ne peut pas les dévorer.

Le régime commence donc au magasin.

2ᴱ PARTIE

ALIMENTS PROSCRITS OU ENCOURAGÉS

Nous allons maintenant survoler la liste des aliments que nous avons proscrits et celle de ceux que nous valorisons. Nous verrons comment nous les avons redistribués à notre avantage.

Comme nous avons pu le remarquer dans les règles communes aux différents régimes, il est préconisé de diminuer sa ration de féculents et de renoncer au sucre blanc (saccharose). Juste une précision : le saccharose est le sucre qui associe une molécule de glucose et une molécule de fructose artificiel. C'est le sucre que nous connaissons tous, le fameux sucre en poudre ou en morceaux (sucre blanc raffiné), très couramment utilisé, qui contient 50 % de fructose artificiel et 50 % de glucose.

Notre régime idéal n'échappe pas à quelques règles communes. Nous avons, nous aussi, décidé de ne plus avaler de sucre blanc et de limiter les féculents (je reviendrai plus tard sur les féculents, aliments indispensables à une bonne constitution durable). Mais en ce qui concerne le sucre blanc, nous avons dit adieu à ce produit qui n'apporte rien à l'organisme, sauf des ennuis.

Gardons bien à l'esprit que le fructose naturel, ce sucre présent dans les fruits, leur jus, le miel, etc., apporte des vitamines, des oligo-éléments… Ce n'est pas le cas du sucre blanc, extrait principalement de la canne à sucre et de la betterave sucrière, par divers procédés chimiques. Cela aboutit à un produit très concentré, dépourvu de tout intérêt nutritionnel.

Le fructose naturel, lui, génère peu ou pas d'accoutumance, contrairement à son concurrent.

Cet avantage certain le place en bonne position dans la lutte pour la santé de la population mondiale, qui devrait réduire radicalement sa consommation de sucre raffiné.

À l'inverse du sucre blanc, le fructose naturel est essentiel à l'organisme en tant que sucre rapide. En cas de coup de barre, un fruit grignoté au détour d'une piste sablonneuse ou rocailleuse (sur le chemin qui mène à l'imprimante) nous apportera de l'énergie rapidement et plus sainement.

Faisons un aparté pour les gâteaux secs (sic), si chers à mon estomac. Malheureusement, ils n'ont plus droit de cité, bannis, honnis, répudiés. Bref, vous l'avez compris, mon péché mignon a disparu de mon environnement immédiat. Je me réserve le droit d'en déguster en quantité infinitésimale. Je les choisis cependant avec soin et discernement, bio, préparés avec du sucre noir ou brun.

Car cette délicieuse manne nourricière a le malheur, en un si petit volume, de regorger de sucres, de féculents (non contrôlés), de gras et de sel. Tous ces délicieux ingrédients que nous avons dû réorganiser pour nous offrir une alimentation plus saine et plus équilibrée.

Vous avez bien compris que mes chers gâteaux secs ne peuvent plus se réfugier dans un de mes tiroirs de bureau (au cas où) ni dans un placard de la cuisine (au cas où aussi).

Tout au moins au début du régime idéal, car, une fois le poids idéal retrouvé, ces charmants plaisirs feront un retour triomphal, mais avec entendement, ce coup-ci.

L'aliment que nous avons proscrit aussi est l'aspartame, plus pour respecter Hippocrate et son fameux précepte que pour l'éliminer en tant qu'agent grossissant. L'aspartame est accusé de tous les maux outre-Atlantique. Cet édulcorant, très souvent utilisé dans les produits *light*, est-il dangereux ? Il est certain que remplacer le sucre blanc par de l'aspartame nous empêche de consommer ce fameux sucre, tant décrié.

J'ai, il y a 25 ans (oups ! Déjà…), assisté à une conférence d'un célèbre professeur malheureusement aujourd'hui décédé, dont je tairai le nom. Il nous avait mis en garde contre cette poudre blanche sucrée et chimique. Je m'étais à cette époque fait la promesse de ne jamais en consommer.

Ce que j'ai fait depuis !

Aujourd'hui, la controverse est bien présente. Je ne sais pas qui, des détracteurs ou des défenseurs, a vraiment raison. Ce qui est certain, c'est que cette poudre blanche n'a rien de naturel et, appliquant le principe de précaution, je n'ai jamais regretté ma décision.

D'ailleurs, en leur temps, nos ancêtres avaient pris eux aussi la décision de ne jamais sucrer leurs aliments avec de l'aspartame.

Ceci étant clarifié, il est mille fois préférable de se tourner vers les sucrants naturels comme le miel, ou les sucres complets. Ils sont certainement potentiellement moins dangereux. De plus, ils regorgent de vitamines et de minéraux : ça, c'est prouvé.

Autre avantage : ces sucres sont assimilés très lentement, donc ils diffusent leur énergie plus longtemps.

Voici donc une alternative au sucre blanc.

Le miel (mon préféré)
Le miel est bien connu pour ses vertus nutritionnelles, c'est le moment d'en bénéficier. Il contient des vitamines, des sels minéraux, des oligo-éléments en grande quantité, et même des antibiotiques naturels. C'est un véritable premier de la classe, concentré d'énergie. C'est formidable pour prévenir les coups de fatigue, les baisses de moral. Le miel est essentiellement composé de sucre, plus précisément d'un mélange de 3 sucres : le glucose pour 31 % environ, le fructose pour 38 % et un petit pourcentage de sucrose. Pour le reste, c'est en bonne partie de l'eau, et tous les bons principes déjà cités, notamment les super capacités antioxydantes du miel.

Imaginons-nous sur une autre piste sablonneuse ou rocailleuse, nous délectant du miel que nous venons de chaparder dans une ruche bourdonnant d'abeilles bienfaisantes.

Le miel, vous vous en doutiez peut-être, contient 20 % de calories de moins que le sucre blanc. Idéal pour mon café ou le thé de ma dame.

Sinon, nous avons aussi le sucre roux et le sucre complet.

Le sucre roux est un sucre moins raffiné, donc contenant plus de vitamines et de sels minéraux que le sucre blanc.

Il contient en particulier du calcium, parce qu'il est moins raffiné. Mais attention, il est tout aussi calorique que le sucre blanc.

Nous l'avons donc banni également. Surtout que certains industriels peu scrupuleux ne se gênent pas pour déguiser le sucre blanc en sucre roux, plus recommandable, à l'aide de colorants.

Les coquins… Méfions-nous, méfions-nous !

Le sucre complet, quant à lui, vendu en magasin bio (tant qu'à faire), n'a subi aucun traitement. Ce sucre complet a conservé une partie de sa mélasse. Il renferme des enzymes, des vitamines, des acides aminés. Ce sucre est donc plus riche en vitamines et en minéraux.

Ce sont ces deux succédanés du sucre blanc (miel et sucre non raffiné que j'appelle sucre noir) que nous avons décidé, à partir du moment où nous avons entrepris ce régime, de détenir dans nos placards.

La stévia

Cette plante est un édulcorant véritablement naturel utilisé par les Indiens Guarani du Paraguay et du Brésil. Elle a un pouvoir sucrant jusqu'à 300 fois plus soutenu que le saccharose, et ce sans apporter une seule calorie. Certes, elle présente un goût un peu singulier, mais elle peut aider à réduire nos apports glucidiques.

Plus de choix

Quand j'ai décidé d'adopter le miel (mon épouse ne m'a pas suivi), le goût trop prononcé m'a importuné. J'ai essayé différentes variétés, et j'ai trouvé un goût qui m'a vraiment convenu, l'habitude aidant.

Nous avons décidé de ne plus consommer non plus de sirop de fructose. Le fructose artificiel concentré n'est pas contenu naturellement dans les fruits, celui-ci est toujours accompagné d'enzymes, d'eau, de vitamines, de minéraux, de fibres et de pectine. Le fructose concentré est obtenu par un processus de raffinement. Nous faisons la distinction entre le fructose des fruits, du miel, etc., et celui sous forme de sirop.

Dans les fruits, le fructose naturel est toujours associé à d'autres nutriments qui aident à son assimilation. Ce n'est pas le cas d'un sirop de fructose. Quand on mange des fruits, le fructose est absorbé de façon progressive.

Parlons quand même de deux autres options : le sirop d'érable et le sirop d'agave.

Le sirop d'agave, avec ses 3,5 calories par gramme contre 4 pour le sucre blanc, est de fait quasiment aussi calorique. Le sirop d'agave contient du fructose concentré (sirop de fructose). Et les industriels ont réussi la prouesse de nous faire croire que le sirop d'agave est un bon substitut au sucre blanc.

Entre le sirop d'érable et le sirop d'agave, nous avons privilégié, bien sûr, le premier. Certes, le sirop d'agave contient quand même naturellement du fer, du calcium, du potassium et du magnésium.

Le sirop d'érable est aussi très intéressant d'un point de vue nutritionnel. 50 ml de sirop d'érable permettent de combler 3 % des besoins en apports nutritionnels recommandés en calcium, en potassium, en fer et 2 % des besoins en magnésium. Ajoutons à cela qu'il fournit des quantités plus qu'appréciables de manganèse et de zinc.

Cela dit, le sirop d'érable étant quand même une source élevée de sucre, nous avons décidé de le consommer avec modération.

Mais nous gardons bien à l'esprit que, quoi qu'il en soit, tous les sucrants font grossir. Le fructose n'échappe pas à cette règle impitoyable, comme le saccharose.

La différence, c'est que le fructose naturel apporte quand même plus de nutriments que le cruel saccharose. Ce dernier n'apporte résolument rien.

LES SODAS

Il doit vous paraître plus qu'évident que les sodas ne font désormais plus partie de notre alimentation courante. Même si, de temps en temps, nous en dégustons exceptionnellement, si une envie tonitruante se fait sentir.

Mais il faut savoir que la teneur en sucre d'un soda est excessive, avec en moyenne* plus de 100 g de sucre (saccharose) par litre, soit 20 morceaux de sucre par litre.

Pour un verre de soda (20 ml), eh bien, ce sont 4 sucres ingurgités.

Et tenez-vous bien, même le 100 % pur jus, sans sucre ajouté, acheté en magasin, est un concentré de sucre lui aussi.

Un verre de jus de fruits, même sans sucre ajouté, apporte 27 g de sucre par verre, soit presque autant qu'un soda.

Eh oui, désolé, les jus de fruits artificiels font énormément grossir.

Il est notoire que les vitamines contenues dans un jus de fruits se détériorent très rapidement. Pourquoi n'avoir quasiment que le sucre honni, sans les bienfaits des vitamines ?

Il est donc incontestablement préférable de consommer des fruits, ou des jus de fruits fraîchement pressés.

---

* Selon l'INC.

Les fruits contiennent jusqu'à 80 % d'eau. Le fructose naturel ne représente qu'entre 2 et 11 % de leur poids, tandis que le fructose artificiel représente souvent jusqu'à 50 % du poids des sucres rajoutés. L'apport calorique des fruits frais ne dépasse souvent pas 50 calories pour 100 g (sauf pour certains fruits). Donc non ! les fruits même consommés en grande quantité ne font pas vraiment grossir. Et ce n'est pas le peu de fructose naturel qu'ils contiennent qui va nous rendre « addicts » au sucre, contrairement à tous les autres produits élaborés.

Nous avons donc, au regard de cette terrible nouvelle, opté pour une stratégie ferme. En boisson désaltérante, nous ne buvons quasiment plus que de l'eau.

Mais agrémentée de rondelles ! Des rondelles de citron ou d'orange.
Le grand avantage de cette nouvelle habitude, c'est bien sûr le fait que le saccharose a été expressément banni de nos verres, tasses et assiettes. Et aussi que le fructose en excès ne nous concerne plus.

De ce fait, le goût de notre eau s'est grandement amélioré. Surtout que ces 2 agrumes sont une source non négligeable de vitamine C.

Nous verrons plus tard comment remplacer les jus de fruits du commerce par une recette simple permettant de nous gorger de vitamines sans subir les méfaits d'une surconsommation de sucre.

LE BEURRE

Vous vous en doutez, nous avons décidé d'éviter de manger du beurre et tout ce qui en contient : pâtisseries crémeuses, viennoiseries dorées. Tous les desserts qui contiennent du beurre sont sortis de nos habitudes ainsi que la cuisine au beurre. Bref, nous n'avons plus ni beurre ni margarine dans notre réfrigérateur.

Quand nous souhaitons toutefois en consommer un peu, nous nous rappelons le principe de « l'achat pour conso immédiate » décrit plus tôt. Nous n'achetons que ce que nous consommons, c'est-à-dire une mini tablette de beurre de 30 g, et nous avons remarqué à quel point, quand quelque chose devient si précieux, sa dégustation peut paraître « ortolanique ».

Le beurre est riche en vitamine A, il contient également de la vitamine D et de la vitamine E. Avec plus de 730 kcal pour 100 g, il est trop énergétique. Pour récupérer les vitamines présentes dans le beurre (A, D, E) que nous allons perdre en ne consommant plus ce délicieux mais terrible mets, nous nous tournons vers le lait dans lequel la vitamine A est bien présente, l'huile d'olive riche en vitamine E, et en ce qui concerne la vitamine D, nous allons devoir nous faire bronzer, le soleil étant la première source de vitamine D.

LA MARGARINE

Nous n'avons pas remplacé le beurre par la margarine. Cette dernière fut mise au point en France, en 1869, à la suite d'un concours lancé par Napoléon III pour la recherche d'un corps gras semblable au beurre. Cette émulsion de graisse de bœuf, de lait et d'eau de l'époque est remplacée aujourd'hui le plus souvent par des huiles végétales.

C'est sa composition particulière qui en fait un substitut du beurre. Composé de 80 % de matières grasses, dont 3 % maximum d'origine laitière, et 16 % d'eau ou de lait, la margarine est un corps gras peu bénéfique. C'est pourquoi nous avons également décidé de la proscrire.

LE LAIT

J'aimerais aborder un sujet qui suscite beaucoup de controverses : le lait.

Et hop ! encore une idée préconçue ! Ce qui est étonnant pour une boisson si familière, c'est qu'il est courant d'entendre à son propos qu'elle est trop « chargée » pour l'organisme, trop indigeste.

Pourquoi le lait serait-il indésirable ?

Parce qu'il est prévu pour l'alimentation d'un veau qui doit doubler de volume en très peu de temps ?

J'ai également lu que le lait doit être réservé aux enfants. Il est vrai qu'après le sevrage, la plupart d'entre nous produisent moins de lactase et qu'une quantité insuffisante de cette enzyme digestive du lait nous empêche de bien dégrader et donc de bien digérer le lactose.

Nous sommes fort heureusement des omnivores (je dis « fort heureusement », car c'est la clef de notre expansion planétaire), ce qui sous-entend que notre alimentation est très variée. Cette particularité est caractérisée par un côlon adapté à notre alimentation. Nous nous distinguons ici des herbivores qui ont un côlon plus long que le nôtre, car leur digestion est plus laborieuse. La longueur de notre côlon est également différente des carnivores qui en ont un plus court, puisque les aliments de ces animaux (uniquement de la viande) ont besoin de moins de temps pour être assimilés. La nature faisant généralement bien les choses, le chemin des denrées dans leur côlon a été raccourci.

Cette particularité de notre côlon nous offre un avantage certain, puisque nous avons une plus large gamme d'aliments dans notre panel alimentaire, cette large gamme incluant le lait.

Je ne suis pas toujours d'accord avec certains spécialistes, qui arguent que le lait n'est que jusqu'à un certain âge un aliment adapté.

Quel est le vrai du faux dans toutes ces théories ?

Ce qui est vrai, c'est que le lait est apparu avec la sédentarisation. L'espèce humaine a vécu et prospéré des milliers d'années durant sans lait de vache.

En fait, la digestibilité du lait n'a rien à voir avec le lait lui-même, ni avec l'âge du capitaine. Il est uniquement question de savoir si le buveur possède dans ses gènes celui responsable de l'assimilation du lait.

En effet, il est prouvé que le gène de l'assimilation du lait n'est pas présent chez tous. Seuls ceux qui le possèdent peuvent boire du lait sans aucun trouble, et ceci à n'importe quel âge.

Certaines théories expliquent ce phénomène par notre origine géographique. Le pourcentage de personnes pouvant facilement digérer le lait est plutôt élevé chez les personnes issues d'Europe du Nord. Il est donc avéré qu'au fil des générations, les peuples de cette zone se sont adaptés génétiquement, afin de mieux digérer le lait. Cette mutation génétique serait apparue il y a environ dix mille ans dans certaines régions d'Europe, probablement en raison de l'essor de l'élevage de bétail dans ces contrées.

De nos jours, selon certaines sources, environ 15 % de la population mondiale présente une bonne tolérance au lactose à l'âge adulte.

Mais aujourd'hui, nous devons être extrêmement prudents avec le lait de vache, car on introduit des hormones de croissance dans l'alimentation de nos amis ruminants, ce qui favorise certains cancers. Sont également présents dans le lait des pesticides et des engrais chimiques, ceux-là mêmes utilisés pour la production de leur fourrage. Pauvres vaches ! Ces poisons se retrouvent, évidemment à notre insu, dans le lait que nous buvons.

En réponse à cela, nous n'achetons que du lait bio, de préférence au rayon frais, et surtout pas de lait industriel UHT. Celui-ci est chauffé à 135 °C. Le lait pasteurisé, quant à lui, est chauffé à 80 °C. Ces procédés de stérilisation permettent de conserver le lait plus longtemps, certes, mais sa qualité s'en trouve sévèrement altérée. Qu'on se le dise !

LE BON VIN

Je saute allègrement du lait au vin. Que dire du vin ? Est-ce que le vin fait grossir ? Nous allons voir ça...

Nous mangeons du vin ; je dis « manger », car je suis persuadé que le vin ne se boit pas comme l'eau, mais se déguste comme un mets subtil et exquis.

En quantité modérée, le vin est excellent pour la santé. Il contient des antioxydants protecteurs naturels. Sa consommation régulière, de façon modérée bien sûr, en particulier le vin rouge, permet de mieux se protéger contre les maladies cardio-vasculaires, les attaques cérébrales, certains cancers, la maladie d'Alzheimer, le diabète et l'hypertension. Rien que ça ! Il fluidifie le sang, contribuant à la non-formation de caillots sanguins. Il a une action positive sur le cholestérol, il diminue le taux de mauvais cholestérol (LDL). Et il est modérément calorique. Un verre de vin représente environ 50 calories, comme une pomme.

Il est aussi intéressant de noter que le taux d'acides aminés essentiels présents dans le vin est très proche de celui observé dans le sang humain. Certains acides aminés essentiels, qui sont au nombre de 8 et que l'on ne peut pas se procurer autrement que par l'alimentation, sont présents dans le vin rouge. On trouve également des minéraux, comme le calcium pour les os, le potassium (plus dans les vins rouges que dans les blancs) pour le cœur, le magnésium pour les muscles, le sodium. Le vin contient aussi des oligo-éléments, du fer, du cuivre. Il faut ajouter de la silice, du soufre, du manganèse, du zinc, du chrome, et enfin de l'iode s'il s'agit de vins provenant des bords de mer.

L'HUILE D'OLIVE

Nous ne consommons quasiment que de l'huile d'olive, à l'instar de l'Empire romain qui l'utilisait comme arme secrète indirecte. Toute leur nourriture était conditionnée dans de l'huile d'olive. Ainsi, ils préservaient les aliments et cela leur faisait gagner du temps. Alors que leurs ennemis devaient chasser pour chercher leur pitance, eux ne s'occupaient que de la guerre. Cette arme passive a grandement contribué à la victoire des armées romaines conquérantes.

L'huile d'olive a un apport calorique de 900 kcal pour 100 g, ce qui est beaucoup en comparaison des 730 kcal pour 100 g de beurre, allez-vous me rétorquer.

Oui, je suis d'accord, mais les bénéfices apportés par cette huile sont primordiaux pour notre santé.

L'huile d'olive est extrêmement riche en acide oléique, un acide gras mono-saturé (75 %), et pauvre en acides gras saturés (14 %) et en acide linoléique. Cette disposition particulière lui permet d'être aujourd'hui unanimement reconnue comme bénéfique contre l'infarctus. La liste des bienfaits de cette huile sacrée est longue. D'après l'OMS, l'exemple des Crétois est criant. Ils sont les plus gros consommateurs d'huile d'olive, avec 25 litres par personne et par an, et ils ont un taux de mortalité par maladie cardiovasculaire inférieur de 95 % à celui des Américains.

Grâce à sa richesse en oméga-9, l'huile d'olive permet aussi de prévenir l'athérosclérose, cette maladie qui rend difficile la circulation sanguine et qui favorise l'apparition de caillots dans le sang.

Sa consommation régulière réduirait également le risque d'hyperglycémie et de diabète. Grâce aux acides gras mono-insaturés qu'elle contient, elle favorise la diminution du taux de sucre dans le sang. L'huile d'olive est connue pour son action positive sur le transit intestinal en stimulant la sécrétion de sels biliaires.

Et ce n'est pas fini… Elle stimulerait la mémoire et nos facultés cérébrales. Ses acides gras auraient également un pouvoir important contre le développement de la maladie d'Alzheimer.

Monsieur Hippocrate serait content de lire tout cela. Le gain poids-santé avec cette huile est indéniable.

Nous usons et abusons presque de l'huile d'olive, nous l'accommodons à toutes les sauces, pour cuire, frire et assaisonner. L'huile d'olive présente une bonne stabilité à la chaleur : maintenue à 200 °C (vérifier de ne pas aller au-delà) pendant trois heures, elle conserve ses propriétés. Elle peut donc supporter la cuisson.

Toutefois, c'est consommé crue dans une salade ou accompagnée d'autres aliments qu'elle livrera le mieux ses vertus.

Cependant, nous ne nous autorisons qu'une généreuse cuillère à soupe par personne et par repas.

LE CHOCOLAT (HUMMMMMM !)

Riche en vitamines, en minéraux et également, hélas, en calories (oooooh !), avons-nous proscrit ce bout de paradis gustatif de notre environnement immédiat ?

Eh bien non ! C'est l'aliment, pratiquement toujours interdit dans tout bon régime qui se respecte, que nous nous autorisons. Car si nous devions proscrire ce feu d'artifice gustatif, autant nous couper la langue, tonnerre de Brest ! Par contre, uniquement du noir avec un minimum de 70 % de cacao (un plus grand pourcentage c'est mieux, mais personnellement je n'aime pas).

Bon, ceci étant dit, nous le consommons avec modération quand même. Les chocolats noirs renferment 60 mg de magnésium pour 100 g. Il est prouvé qu'augmenter sa consommation en magnésium aide à lutter contre le stress, si dévastateur.

L'idéal est de le déguster dans le cadre du fameux grignotage que nous nous concédons, car, en plus d'être l'aliment bonne humeur, il est l'aliment bonne mine. Bien sûr, le « sans sucre ajouté » (jamais allégé), bio et équitable de préférence, en coupe-faim accompagné d'oléagineux. Pour nous, ça marche à merveille.

GRAINES

Je ne peux pas faire l'impasse sur certaines graines excellentes pour la santé, que nous consommons en complément alimentaire et en coupe-faim naturels ou en accompagnement des coupe-faim. Elles sont digestives, riches en vitamines, antioxydantes. Les graines n'ont vraiment que des avantages.

Commençons !

Les graines de *fenouil* stimulent les intestins, elles régulent le transit. Elles sont diurétiques et surtout préservent l'équilibre acido-basique de notre organisme.

La graine d'*anis* joue également un rôle clef dans la digestion. L'anis réduit les ballonnements, calme pendant les moments de stress et facilite l'endormissement. Très simple à utiliser, nous en mettons deux ou trois petites étoiles dans les plats, à notre convenance.

Nous consommons aussi régulièrement la graine de *nigelle*. Très intéressante en hiver grâce à ses antibiotiques naturels, cette graine renforce le système immunitaire. Elle aide à lutter contre les infections respiratoires (comme le rhume).

Les graines de *lin* sont riches en oméga-3 et en oméga-6. Ainsi, cette graine participe à la conservation de la membrane cellulaire, au bon fonctionnement des systèmes cardiovasculaire, cérébral, inflammatoire et hormonal. Le lin régule aussi les symptômes hormonaux post-ménopause. Son oméga-6 favorise l'élasticité et l'hydratation de la peau et ses fibres optimisent le transit. Parsemé sur tout ce qui se mange, il nous arrive aussi de le moudre et de l'incorporer dans la pâte à galettes.

Nous adorons la graine de *sésame*. Elle est riche en acides gras essentiels, en fer, en protéines et en antioxydants. Elle protège ainsi le système cardiovasculaire, les membranes cellulaires. Le fer contenu dans la graine est assimilable avec de la vitamine C. Nous en parsemons l'équivalent d'une cuillère à soupe. Attention, la graine de sésame peut se révéler allergisante.

La graine de *tournesol* est excellente pour le métabolisme digestif, grâce au manganèse, l'oligo-élément qu'elle contient. Saturée de vitamine E dont les propriétés antioxydantes protègent les membranes cellulaires de la peau, la graine de tournesol prévient les signes de l'âge. Là aussi, on la parsème. Attention à ne pas l'utiliser en cas de calculs rénaux (voir votre médecin traitant).

La graine de *courge*, diurétique par excellence, est la graine de l'aisance urinaire. Riche en fer, elle lutte contre l'anémie, la fatigue et renforce le système immunitaire.

La graine de *chia* est bonne pour le système cardiovasculaire, grâce aux oméga-3 et aux fibres qu'elle contient et c'est une graine coupe-faim. Avec elle, la sensation de satiété est rapidement ressentie. La graine de *chia* réduit le mauvais cholestérol et améliore le traitement du diabète (voir médecin traitant). Elle favorise le transit et protège la muqueuse intestinale. On peut aussi la moudre et la saupoudrer.

La graine de *moutarde* est bonne pour le système digestif qu'elle fluidifie en stimulant la production de suc gastrique et de salive. Riches en vitamines A, B9 et en antioxydants, les graines de moutarde sont bonnes pour la peau et la vue.

Les graines de *pavot*, bourrées de vitamines B1, aident au bon fonctionnement de notre système nerveux. Produisant de la morphine et de la codéine, cette graine a aussi des vertus apaisantes. Même traitement : à parsemer partout !

On rajoute aussi les graines dans notre purée (c'est joli).

Bien sûr, toutes ces graines, aussi prodigieuses soient-elles, sont à consommer avec modération. De temps en temps, en les alternant.

VITAMINES C

La plupart des Occidentaux consomment trop peu de vitamine C. Une étude a montré que les adultes qui ont une carence en vitamine C pourraient aussi développer une résistance à la perte de gras.

Au contraire, pendant une séance d'exercices, les gens chez qui la concentration de vitamine C est suffisante brûlent 30 % de gras en plus que ceux chez qui la concentration de vitamine C est faible.

Intéressant, n'est-ce pas ?

Surtout en sachant que l'apport quotidien recommandé de vitamine C pour un adulte se situe entre 60 et 100 mg[*].

Qu'on se le dise !

Pour pallier ce manque d'apport de vitamine C, nous consommons très régulièrement des poivrons. Eh oui, le gentil poivron : 180 mg de vitamine C pour 100 g.

Chez l'être humain, seulement trois vitamines sont synthétisées par des bactéries intestinales : les vitamines K, B8 et B12. Les autres doivent être apportées par l'alimentation. Il faut savoir également que la cuisson élimine environ 50 % des vitamines.

Par ailleurs, les vitamines hydrosolubles partent en grande partie dans l'eau de cuisson. Ainsi, il est recommandé de réutiliser l'eau de cuisson pour la préparation d'une soupe ou d'un potage, afin de ne pas

---

[*] CNERNA.

les perdre. La cuisson à la vapeur permet de garder une plus grande quantité de vitamines, étant donné que les aliments ne trempent pas dans l'eau.

BAIES DE *GOJI**

Parlons aussi des baies de *goji* qui contiennent 18 sortes d'acides aminés. Elles comprennent également les 8 acides aminés essentiels (non synthétisés par l'organisme) et 21 oligo-éléments. Elles contiennent plus de bêta-carotène que les carottes : 8,4 mg contre 6,6 mg pour 100 g, presque autant de calcium que le lait : 112,5 mg contre 120 mg pour 100 g, plus de protéines que le blé : 12,10 g contre 10,59 g pour 100 g, des vitamines, des bêta-sitostérols aux propriétés anti-inflammatoires.

Le *goji* permettrait de renforcer les défenses immunitaires (propriétés anti-inflammatoires), de faire baisser la tension artérielle, le taux de cholestérol et de sucres dans le sang, il permet d'améliorer l'assimilation du calcium et de soulager le travail du foie. Ces miraculeuses baies sont présentées comme pouvant être utiles dans les cas de faiblesse immunitaire, d'hypertension, d'infection urinaire, d'excès de cholestérol, et en prévention des troubles oculaires. Considérées comme un adaptogène de premier ordre, les baies de *goji* augmentent la tolérance à l'effort, la résistance et l'endurance. Elles aident à éliminer la fatigue, notamment chez les convalescents.

Certains chercheurs chinois avancent que cette baie fait partie des aliments qui pourraient retarder le vieillissement cellulaire.

Alors qu'un verre de 200 ml de jus d'orange contient seulement 60 mg de vitamine C, les baies de *goji* séchées en contiennent 7 fois plus et les fruits frais 400 fois plus. Le *goji* est une des seules plantes au monde contenant un

---

* **Dr Earl Mindell**, nutritionniste américain.

métalloïde anticancéreux, nommé le germanium. Les mutations génétiques susceptibles d'altérer le système immunitaire peuvent être stoppées par les polysaccharides contenus dans ces baies. Aussi, le *goji* peut être un supplément particulièrement efficace pour prévenir les déficiences du foie. Cette propriété est très importante, car le foie est le principal organe de détoxification de l'organisme.

Et enfin, pour ce qui nous intéresse, les résultats d'une étude asiatique contre l'obésité, menée sur des patients à qui on a fait consommer du *goji* le matin et l'après-midi, sont excellents. La majorité des patients ont perdu du poids.

Une autre étude a révélé que les polysaccharides du *goji* réduisaient la masse corporelle en favorisant la conversion des aliments en énergie plutôt qu'en graisses.

Inutile d'en dire plus, vous l'aurez compris, les baies de *goji* tiennent une place importante dans notre alimentation.

LE FROMAGE

Le sujet qui fâche ! C'est, je dois vous l'avouer, ce qui a été pour moi le plus difficile à réguler. J'adore le fromage. Le fromage était mon aliment de base, malheureusement très riche en graisses, avantageusement riche en protéines aussi, en calcium et en phosphore.

Nous nous autorisons du fromage une fois par semaine, tous les fromages, sans aucune restriction. En général, soit au brunch du samedi ou du dimanche, soit un autre jour, à notre convenance, mais en respectant la fréquence de 1 fois par semaine et surtout l'achat conso.

Car comme nous l'avons déjà expliqué, nous ne mangeons que ce que nous avons dans notre réfrigérateur. Donc, l'achat conso prend ici tout son sens. Pas question d'acheter 3 fromages et d'étaler leur dégustation sur 4 semaines. Pour nous, c'est un achat par portion qui sera directement mangée, pas de quartier !

Nous privilégions aussi la ricotta qui possède une faible teneur en matière grasse, entre 130 et 240 kcal pour 100 g. Nous l'utilisons très souvent dans les gratins.

LE YAOURT

Nous employons le yaourt de deux manières, d'abord comme grignotage et ensuite de façon particulière (j'y reviendrai plus tard).

Ce qu'il faut savoir maintenant sur le yaourt, c'est qu'il a une valeur nutritionnelle remarquable, outre son apport calorique relativement faible, en moyenne 90 kcal pour un pot de 125 g de yaourt nature classique. Son apport en protéines, en calcium, en phosphore représente plus de 25 % des besoins journaliers. Nous le consommons donc quotidiennement, avec peu de retenue.

LES ŒUFS

Voici un aliment qui n'a pas toute la notoriété qu'on devrait lui attribuer. Peu caloriques, les œufs sont très riches en protéines. L'œuf compte parmi les rares aliments offrant les protéines nécessaires à l'organisme dans sa globalité.

Les œufs sont une source de graisses facilement digestibles. Ils sont riches en vitamines, pratiquement toutes. Les œufs sont également une des rares sources naturelles de vitamine D (vitamine bronzette), avec les champignons ; ils peuvent constituer 10 % des apports journaliers recommandés pour 100 g.

Un œuf cuit est plus digeste, mais la cuisson diminue la valeur nutritive des composants du jaune.

Plusieurs études* mettent en évidence les bienfaits de l'œuf. La consommation d'œufs aide à limiter la prise de calories durant la journée, et cela grâce à ses propriétés d'apaisement de la faim.

Nous, nous abusons des œufs. Nous les utilisons plutôt cuisinés en œufs durs, et nous les consommons en collation et coupe-faim, ou en complément de notre alimentation.

Contrairement à une idée répandue (encore une), la consommation d'œufs n'a pas à se limiter à 3 ou 4 par semaine. Une méta-analyse sur plus de 30 ans d'enquêtes n'a trouvé aucune corrélation entre la consommation d'œufs et le risque de maladies coronariennes, entre autres.

---

* Université Huazhong.

Seules les personnes atteintes d'un diabète et qui consommeraient plus de 7 œufs par semaine auraient un risque accru de développer des maladies cardio-vasculaires.

Quoi qu'il en soit, le menu de notre régime idéal implique une bonne quantité d'œufs de poule.

LES CHAMPIGNONS

Les gentils champignons intègrent aussi en grande partie notre alimentation. Ils sont le trésor de cette nature si généreuse. Ils ne sont pas gras, ils sont très faibles en calories, riches en nutriments, et ils contiennent des antioxydants naturels.

Les champignons sont riches en valeurs nutritives, puisqu'ils renferment un grand nombre de vitamines et de minéraux. Nous en consommons beaucoup. Cela nous permet d'apporter à notre organisme des nutriments essentiels, sans les méfaits du surpoids.

Ils sont aussi une source importante de vitamine D. Or, nous savons que très peu d'aliments en contiennent. Dans les sombres périodes sans soleil, les champignons nous apportent les bienfaits des rayons régénérateurs.

Également au niveau protéinique, leur teneur en protéines dépasse celle de la plupart des légumes (2,1 à 3,3 % contre 1 à 2 %). Quand nous mangeons des champignons, nous ressentons une réelle impression de satiété.

Le pompon : ils sont composés d'environ 85 % d'eau, leur valeur calorique est donc très basse, environ 30 kcal pour 100 g. Si ça, ce n'est pas un aliment prodigue !

LE SEL

Quelques lignes rapides sur le sel, si cher à notre palais. Indispensable à l'équilibre de notre organisme, il participe au maintien de l'hydratation et à l'équilibre de la tension artérielle. Cependant, nous savons tous que l'excès de sel est néfaste à la santé.

L'apport quotidien conseillé est d'environ 5 g ; la plupart des gens en consomment en moyenne le double.

Nous avons en grande partie résolu ce problème en ne salant les plats qu'au moment de les servir, et jamais (ou très rarement) lors de leur préparation. L'effet gustatif est plus notable, et l'apport de sel s'en trouve diminué.

De plus, nous n'hésitons pas à utiliser des épices : outre le fait que cela nous permet de moins saler, les épices ont vraiment pour avantage de varier les goûts.

LE PAIN

Il en existe une multitude. C'est une aubaine, étant donné qu'il est à la base d'une bonne alimentation bien équilibrée.

Le pain fait-il grossir ? Ni vrai, ni faux !

Et hop ! encore une idée reçue qui vole en éclats. Mais attention, pas n'importe quel pain. Seuls certains pains ne font pas grossir.

Je m'explique. Nous avons donc décidé, évidemment, de ne pas le bannir de notre alimentation. Cependant, nous veillons à ne pas en consommer excessivement (comme tout, d'ailleurs).

Commençons par évoquer le pain blanc, voilà l'ennemi identifié.

Dans le pain blanc, la partie essentielle de la farine a été enlevée. Pour faire du pain blanc, le germe ainsi que le son du blé ont été écartés. Il ne reste qu'un produit quasiment sans fibres, presque sans vitamines ni minéraux, un produit qui n'est au fond qu'amidon.
Et l'amidon, ce n'est que du sucre simple. Le pain blanc est donc composé à 85 % de glucides. Comme il est fait principalement de sucre, il crée une des plus fortes addictions existantes.

Merci, le pain blanc, d'être addictif comme le sucre blanc.

Il ne contient quasiment aucun minéral ni aucune vitamine. Ce sont de pures calories sans nutriments essentiels. Le pain blanc est aussi très salé. Il contient en moyenne 19 g de sel par kg. Une baguette (250 g) renferme 4,7 g de sel, soit presque la quantité maximale quotidienne recommandée, qui est de 5 g par jour.

Les blés modernes, issus d'hybridation, ont été sélectionnés pour leur richesse en gluten.

Pourquoi ? Parce que la surdose de gluten permet de mieux travailler le pain de manière industrielle. Vous avez bien lu, ce choix n'est destiné qu'à obtenir l'effet « chewing-gum ».

Le problème, c'est que le système digestif d'un grand nombre d'entre nous supporte de moins en moins bien les énormes quantités de gluten présentes dans le pain moderne. L'intolérance au gluten est source de fatigue, de douleurs abdominales, de diarrhées, de reflux gastro-œsophagiens, de problèmes articulaires, d'eczéma, et même de troubles neurologiques. Le gluten est ainsi impliqué dans plus de 50 maladies différentes.

Et pour l'estocade, quand on privilégie ce « pain poison » blanc à table, cela veut dire qu'on se remplit l'estomac de vide sucré au détriment d'autres produits si utiles.

Le pain complet, lui, ce bon ami, contient des fibres, des vitamines, des minéraux.

À la lumière de ce que nous venons d'énoncer, vous pensez bien que nous ne consommons maintenant que du pain complet.

En plus de la sensation de satiété rapide qu'apporte une bonne tranche de pain complet, nous avons les nutriments, fibres, vitamines, oligo-éléments essentiels à notre organisme. Nous savons qu'une tranche de pain complet apporte entre 20 et 40 kcal pour 100 g, selon sa variété. Ce qui fait grossir, c'est ce que l'on met dessus (fromage, saucisson, beurre), pas vraiment le pain lui-même. Le « un petit bout de pain pour finir mon fromage » ou le « un petit bout de fromage pour finir mon pain », bien connu des gourmands, est LE piège. Par contre, manger en grignotage un morceau de pain sans rien dessus, c'est la bonne attitude à adopter vis-à-vis du pain.

Le pain complet est fabriqué à partir d'une farine dite complète, c'est-à-dire une farine dans laquelle on a laissé le son et le germe des grains de blé. C'est justement dans ces deux éléments que l'on retrouve les fibres alimentaires, les minéraux et les vitamines.

Nous avons aussi banni le pain de mie auquel il est ajouté en général du sucre (saccharose) et des matières grasses.

À part ces deux interdits, nous virevoltons allègrement d'une sorte de pain à une autre, au gré de notre inspiration du moment.

LES FÉCULENTS

Voici le moment de ce livre que j'attendais avec impatience, le moment à mon avis le plus intéressant ! Si je n'avais dû écrire qu'un chapitre, c'est celui-ci que j'aurais partagé avec vous.

C'est, à notre avis, parmi les habitudes alimentaires que nous avons réformées, celle qui a réellement changé la donne pour nous. Non seulement nous adorons les féculents, mais le corps les réclame avidement, et pour cause ! Cette formidable machinerie qu'est l'organisme stocke allégrement cette énergie, pour les sinistres périodes de disette.

Nous avons décidé de manier les féculents de manière particulière.

PRÊT...

Nous les cuisinons en même temps que les légumes.

Je m'explique...
Tout le monde sait qu'il faut manger des fruits et des légumes. Mais en quelle quantité exactement ? Le Plan national de nutrition et de santé conseille de consommer 5 fruits et légumes par jour.

On a découvert que les légumes permettent de prévenir les maladies de cœur, les cancers, mais aussi l'arthrose. Il est avéré que les personnes mangeant plus de 7 portions de légumes par jour ont moins de risques de mourir de maladies dites modernes. De plus, les légumes ont d'autres vertus surprenantes : ils influeraient sur l'infirmation du stress en apportant le magnésium qui équilibre les niveaux d'hormone du stress (le cortisol). Ils maintiennent la pression sanguine et ils facilitent l'assimilation du calcium. Certains, comme l'avocat ou l'asperge, abondent en potassium.

Tout cela, nous le savions déjà. Mais voici, par une approche simple, la manière de nous y mettre vraiment.

Nous cuisons ensemble les féculents et les légumes, avec un pourcentage de 1/3 de féculents et 2/3 de légumes.

Je dis bien *ensemble* ! Pour que le goût des féculents se mélange à celui des légumes. Ainsi, le second cerveau (encore lui), avide de cette denrée de boulimie, est dupé.

Eh oui, car cet ami intime, croyant à une grande assiette de féculents bien remplie, est content.

Ça peut vous paraître insolite, mais c'est ce que nous avons constaté. Aussi bien au niveau du palais que du ressenti, nous sommes vraiment rassasiés, toutes les parties en présence y trouvent leur compte.

Nous reviendrons plus loin dans ce livre sur des recettes spécifiques que nous avons élaborées. Par exemple, nous cuisinons les pommes de terre sautées (pour 1/3 de pommes de terre) avec des haricots verts dans la même poêle ; le goût du féculent va se transférer aux haricots verts, et hop ! le subterfuge est acté : le palais, la langue, tout ce qui participe au plaisir gustatif est mystifié.

Un autre exemple frappant : comment cuisinons-nous le riz ? D'abord, nous le mettons à cuire, puis nous tapissons le fond d'une marmite d'oignons en rondelles. Au-dessus de cette couche, nous déposons un lit de poivrons, puis les fameuses et généreuses cuillères à soupe d'huile d'olive. Quand le riz est parvenu à mi-cuisson, nous le plaçons en troisième couche au-dessus. Le riz va finir de cuire dans les vapeurs d'oignons et de poivrons. Après cuisson de l'ensemble, nous mélangeons cette composition délicieuse. Nous nous léchons les babines, car la maigre quantité de riz mélangée à l'ensemble nous semble représenter un étonnant grand plat de riz.

Pareil avec les fameuses pâtes que tout le monde adore ! Par exemple, nous cuisons (*al dente*) les pâtes, puis, à part, nous cuisons des tomates aillées avec des champignons (comme toujours, nous ne mettons que le tiers des pâtes que nous aurions incorporées habituellement) et hop ! un temps de cuisson ensemble pour finaliser l'œuvre.

On mélange bien, c'est un vrai régal. Ce ne sont plus des pâtes avec une sauce tomate, mais des tomates-champignons avec une sauce aux pâtes. Malin.

Minimum de féculents, maximum de légumes.

Ça veut dire quoi, tout ça ? Moins de stockage grassouillet... Bravo, vous avez compris.

Ou encore la purée de pommes de terre : nous cuisons ensemble des pommes de terre (toujours le fameux 1\3) et des brocolis. Puis hop ! au mixeur (pas trop, pas en soupe) ; nous sommes à chaque fois étonnés de constater que le goût plus fort des féculents se transfère aux légumes en présence, et nous avons la très nette impression qu'il n'y a que des féculents dans notre assiette.

Pour revenir aux bienfaits des légumes, l'idée de cette nouvelle façon de nous alimenter nous est venue quand j'ai lu, dans un article de journal, ce fameux slogan publicitaire qui disait qu'il fallait manger au moins 5 légumes et fruits par jour.

Il nous a été si difficile de suivre ce conseil que nous avons réfléchi et eurêka ! c'est là que l'idée de savamment mélanger légumes et féculents m'est apparue.

Comme il s'est avéré que le goût du féculent se transfère aux légumes, nous avions notre repas bien équilibré, et surtout très savoureux.

Mille sabords !

J'ai décidé de vous expliquer la réorganisation de nos habitudes alimentaires que nous avons mise en place, avec pour bénéfice une lente mais efficiente perte de poids, sans aucune sensation de faim ni de fatigue, ni carence. Et sans reprise de ce poids vaillamment perdu, car cette réorganisation de la routine alimentaire peut sans aucun problème devenir pérenne. Ce fut le cas pour nous.

Il est aussi possible de diminuer la proportion de féculents.

Rappelons encore, au risque d'insister, que c'est la différence entre les calories ingurgitées et la consommation de celles-ci qui est stockée. Nous savons que ce sont les calories majoritairement apportées par les sucres et les féculents. Nous avons stoppé quasi-définitivement l'apport du sucre blanc, nous avons réduit les autres sucres. Nous avons maintenant aussi réduit à 1/3 l'apport des féculents ; rien n'empêche de le faire baisser à 1/4, voire moins. Il est très important d'en garder ou d'en varier le pourcentage, en fonction de la manière dont le second cerveau reçoit l'information, il ne faut pas le léser. Il a besoin de se rassurer et de penser qu'il a des réserves entrantes qu'il pourra stocker. Pourquoi ? Tout simplement pour assurer notre survie en cas de disette.

3ᴱ PARTIE

L'ANNEAU GASTRIQUE

J'avais un ami obèse ; j'ai toujours cet ami, mais il n'est plus obèse. Un jour, il est apparu devant moi, il avait fondu. Il avait perdu tant de kilos que je l'ai à peine reconnu. Après un étonnement bien naturel, je m'enquis du pourquoi du comment. Il m'expliqua qu'il s'était fait poser un anneau gastrique. Je lui demandai de m'expliquer en quoi consistait ce procédé magique qui permettait de fondre aussi rapidement. Il m'exposa le déroulement de cette intervention médicale.

Bien sûr, ce procédé, comme d'autres analogues, qui dans certains cas d'obésité sont absolument vitaux pour ceux qui les sollicitent, n'a pas vraiment de raison d'être évoqué ici.

Vous lisez un livre sur un régime idéal à mettre en place, pas sur des techniques médicales bien spécifiques.

Mais ce qui est intéressant, c'est que ce n'est pas l'anneau gastrique en lui-même qui fait perdre les kilos. C'est le fait que son porteur ne peut pas ingérer de grosses quantités de nourriture en même temps. Il doit obligatoirement se réguler, sous peine de vomissements ou d'autres désagréments.

Dans notre régime idéal, nous procédons un peu de la même manière, avec une régularisation naturelle de notre prise de nourriture. Ce qui fonctionne de manière miraculeuse avec un procédé médical donné fonctionne pour nous, tout aussi prodigieusement, avec une méthode naturelle de régulation et de contrôle des quantités absorbées.

De plus, si on se réfère aux sociétés qui ont en leur sein le plus de centenaires, on s'aperçoit que, notamment à Okinawa, les habitants se lèvent de table avec l'objectif de « manger un peu moins que sa faim ». Nous aussi, nous essayons de sortir de table sans être entièrement rassasiés, selon la règle commune des régimes du « mangeons moins ».

Je dois vous avouer que cette procédure, nous n'avons pas encore réussi à l'appliquer pleinement.

LE JEÛNE

Je ne peux pas vous parler d'alimentation sans faire un commentaire sur ce qui me semble être la petite révolution de ce siècle, à savoir le jeûne.

Alors qu'il y a moult livres et explications sur cette maîtrise de l'alimentation, cette façon de voir le monde est souvent décriée.

En ce qui nous concerne, si nous réfléchissons bien, nous avons opté pour un jeûne intermittent, ce qui consiste à jeûner une petite partie de la journée. Je suis absolument convaincu des bienfaits des jeûnes, tant au niveau alimentaire qu'au niveau psychologique. Des études très sérieuses, menées notamment en ex-URSS, ont prouvé que des jeûnes de durées moyennes ou longues soignent des maladies considérées, sous nos latitudes, comme des maladies lourdes. Ces études sont corroborées par des résultats surprenants. Depuis environ une cinquantaine d'années, des médecins et des biologistes explorent cette voie et son influence sur certaines maladies. Bien sûr, comme pour toute nouvelle science, il y a des adeptes et des détracteurs.

En Sibérie, un sanatorium propose depuis 1995 un centre de jeûne où les patients ne boivent que de l'eau, et ce pendant une dizaine de jours. En 15 ans, 10 000 patients y ont fait une cure pour des problèmes de diabète, d'asthme, d'hypertension, d'allergies ou de rhumatismes, avec des résultats surprenants.

Plus proche de nous, en Allemagne, environ 15 % de la population affirme jeûner périodiquement.

Nous, nous ne faisons qu'un jeûne partiel, en respectant l'adage : « Manger le matin comme un mendiant, le midi comme un prince, le soir comme un roi ».

Manger comme un roi le soir sous-entend un jeûne partiel, jusqu'au midi.

Nous commençons le jeûne intermittent après le repas du soir, jusqu'au grignotage de 11 h 30. Ce qui fait un jeûne de 10 heures environ. Si nous ne pratiquons pas de grignotage, cela fait 12 heures de jeûne jusqu'au repas princier de 13 h.

Il est couramment considéré comme jeûne intermittent un jeûne de 16 heures d'affilée ; puis on peut s'alimenter pendant les 8 heures suivantes.

Comme je l'ai déjà dit, je reste persuadé des bienfaits des jeûnes, l'organisme ayant une procédure de stockage, cette directive même qui nous importe tant aujourd'hui. Mais à l'époque des disettes, ce procédé fondamental nous a sûrement sauvés à maintes reprises.

Je considère le jeûne comme un nettoyage de printemps, un décrassage en profondeur.

OMNIVORISME ET VÉGÉTARISME

J'aimerais faire un aparté sur un style d'alimentation bien spécifique : le végétarisme et le végétalisme. Le végétarisme est un régime alimentaire sans chair animale, mais qui accepte des dérivés animaliers, comme le miel, le beurre, la crème fraîche, etc. Le végétalisme éclipse aussi tous ces produits, et même quelquefois tout ce qui est en cuir (ceintures, chaussures, etc.).

J'ai été végétarien dans ma jeunesse, pour des raisons philosophiques, pendant 5 années. Depuis, j'ai recommencé à manger de la viande.

Le régime idéal que nous avons mis en place requiert de consommer (tout au moins au début) une bonne quantité de protéines.

Pourquoi ?

Pour deux raisons simples. La première est que les protéines sont vitales pour la santé.

En ce qui concerne les protéines animales, il est de notoriété publique d'entendre que la viande nourrit très bien. C'est vrai. Et pourquoi ?

Parce que la viande contient toutes les variétés de protéines dont le corps a besoin pour la construction des muscles et du reste.

N'oublions surtout pas que le cœur est aussi un muscle, qui a grand besoin de ces protéines indispensables.

La seconde raison est que la chair animale apporte rapidement une sensation de satiété.

Une troisième raison, qui m'est chère, pourrait être ajoutée. C'est aussi parce que nos lointains ancêtres mangeaient presque exclusivement de la viande. Cette denrée était issue dans un premier temps de la chasse et par la suite de l'élevage.

Se passer de nourriture carnée va, à mon avis, à l'encontre de ces 2,5 millions d'années d'alimentation naturelle et de notre statut d'omnivore. En prenant en compte la lignée *Homo habilis erectus sapiens*.

Cela étant précisé, je conçois aisément (et pour cause, ayant moi-même suivi cette voie lorsque j'étais plus jeune) que certains, pour diverses raisons, choisissent soit d'éviter, soit de diminuer leur consommation de viande.

Certains considèrent aussi que les modes de production actuels des animaux d'élevage sont cruels.

De plus, selon certaines sources scientifiques, il ne faudrait pas dépasser 30 % de protéines animales sur l'ensemble des apports en protéines journaliers. Or, ce sont en moyenne 70 % des protéines consommées par les Français qui sont des protéines animales.

Aussi, on sait qu'il faut 700 g de céréales pour produire 100 g de viande, d'où une grande déperdition de quantité alimentaire. On sait également que la production de viande nécessite une abondante quantité d'eau.

C'est pour certaines de ces raisons que des personnes ont décidé d'arrêter ou de ralentir leur consommation de viande.

Je rejoins leur point de vue, d'où un problème d'éthique qui s'ajoute aux régimes alimentaires de ces mêmes animaux (antibiotique en surdose, hormone de croissance). Et les fameux OGM qui sont bien souvent intégrés dans les denrées utilisées pour leur alimentation.

Ce livre n'est pas un livre sur les dérives écologiques de nos sociétés dites modernes. Il faudrait écrire une encyclopédie sur ces dérives environnementales.

Mais, à l'évidence, nous faisons très attention à la qualité de la viande que nous achetons. Évidemment, nous évitons la viande issue des animaux qui ont été nourris avec des OGM. Surtout que de très récentes études[2] prouvent les dangers inhérents à ces dérives technologiques.

Dans l'hypothèse d'être ou de devenir végétarien ou végétalien, il est fortement recommandé, pour éviter certaines carences alimentaires, d'absorber des protéines spécifiques, et cela tous les jours, grâce à un panel d'aliments clairement identifiés. Ce panel d'aliments va permettre de procurer à notre corps tout le matériel nécessaire pour sa construction ou sa réparation.

Car contrairement aux protéines animales, les protéines végétales sont fragmentaires selon leur provenance. Il faut donc veiller à apporter à l'organisme

---

[2] L'étude choc sur les effets des OGM sur les rats, conduite par le biologiste Gilles-Éric Séralini.

tous les acides aminés dont il a besoin, pour lui permettre de nous bichonner.

Ainsi, si vous êtes végétarien ou végétalien, vous devez consommer chaque jour différentes sources de protéines végétales pour fournir à votre organisme tous les acides aminés dont il a besoin. Sans en oublier aucun.

Si vous êtes lacto-ovo-végétarien, les produits lactés, les substituts et les œufs fournissent en quantité suffisante les acides aminés manquants.

Ceci étant précisé, revenons à nos gentilles chèvres (pas toujours les moutons). Nos besoins en protéines sont sensiblement proportionnels à notre poids. Par exemple, si nous pesons 60 kg, nos besoins sont d'environ 60 g de protéines chaque jour. Bien sûr, ils peuvent varier en fonction de notre âge, de notre état de santé et de notre activité physique.

Les protéines alimentaires sont des chaînes d'acides aminés qui doivent être défaites dans l'intestin pour être absorbées et réorganisées par l'organisme et former de nouvelles protéines assimilables.

C'est pourquoi je persiste à rappeler que pour les végétariens et les végétaliens, le panel de protéines dans l'alimentation ne doit en aucun cas se résumer à une seule variété de végétaux protéiniques.

Il faut savoir qu'il y a trois grandes sources de protéines végétales :

— Les céréales comme le blé, le maïs, le riz et l'orge, etc.

— Les légumineuses ; les plus courantes sont les lentilles, les pois chiches, les haricots blancs ou rouges, mais aussi le soja.

— Les oléagineux comme les amandes, les noix ou les cacahouètes.

La fameuse recette du riz mélangé à des lentilles corail comme en Inde est l'exemple le plus parlant du mélange de protéines adapté. Je suis allé à plusieurs reprises en Inde et j'ai à chaque fois été surpris de constater que je n'avais pas envie de manger de viande, sans aucune sensation de manque.

Alors qu'à mon retour en Europe, cette envie revenait immanquablement.

Pourquoi j'insiste tant ? Car j'ai moi-même fait cette bêtise. J'ai, à l'époque, juste retiré de mon alimentation la viande, et ce pendant 5 ans. Vous pouvez imaginer facilement les problèmes de carence qui s'en sont suivis.

Oyez, oyez. Qu'on se le dise !

LE « JAMAIS ALLÉGÉ »

Généralement, les produits allégés sont des produits classiques dont la quantité de sucre ou de matières grasses a été réduite.

Attention, ce n'est pas nécessairement le cas. On peut trouver des produits allégés contenant presque autant de calories que les versions originales. Les matières grasses apportent des calories, mais aussi une texture et un goût aux aliments. Divers subterfuges sont mis en œuvre pour préserver le goût des produits allégés. Pour ce faire, les industriels n'hésitent pas à ajouter des gélifiants, des fibres d'amidon ou des sucres.

Parfois, ils peuvent diminuer la teneur en matières grasses mais ils augmentent la quantité de glucides (amidon), et donc de sucre. Le résultat est que certains produits faibles en gras sont presque aussi caloriques que leur version originale ! Par exemple, il a été observé que plusieurs produits allégés contenaient seulement 10 calories de moins que le produit traditionnel. Un bien maigre bénéfice (à part pour les industriels, qui vendent plus cher ces produits).

Contrairement aux matières grasses, il existe des produits de substitution au sucre, fournissant le goût sucré recherché sans les calories, par exemple les édulcorants de synthèse (aspartame, etc.). Il est donc possible de lire sur certaines étiquettes : « Aliment sans sucre ».

Soyons tout de même vigilants. Certains produits réduits en sucre, comme le chocolat, peuvent être additionnés de gras, donc sont autant, sinon plus caloriques. L'allégation « sans sucre ajouté » peut également prêter à confusion. Le produit peut contenir naturellement une quantité importante de sucre.

Forts de cette synthèse, nous avons résolu de ne jamais manger de produits allégés.

D'ailleurs, nos ancêtres avaient aussi pris ce parti du « jamais allégé » !

LA BALANCE

Voilà l'engin de torture psychologique des plus terribles, le diktat des kilos sans considération aucune pour notre typicité. Nous devons tous peser le même poids, ressembler aux adolescentes maigrichonnes exhibées sans vergogne sous nos yeux pantois (les pauvrettes), sous peine d'être condamnés, mis au ban d'une société tellement loin des valeurs simples et naturelles.

Je connais des « surpoividés » bien dans leur peau et des « maigrichonidés » mal dans leur peau.

Le bonheur ne se résume pas à un poids dicté, mais découle d'un rééquilibrage subtil, en général et en particulier. Dans le cas qui nous intéresse, un équilibre entre le trop gros et le trop maigre. Le poids le plus adapté n'est pas celui imposé par une société, elle-même déséquilibrée.

Comme disait l'ethnologue autrichien Konrad Lorenz : « Nous sommes le chaînon manquant entre le singe et l'Homme ».

Le poids *ad hoc* est celui avec lequel nous nous sentons bien.

Nous avons donc décidé, d'un commun accord avec ma charmante épouse, d'offrir notre balance à notre meilleur ennemi (histoire de nous en débarrasser avec le sourire) et, surtout, de ne plus considérer comme étalon que notre bien-être et nos ceintures respectives.

Car y a-t-il meilleur étalon que ces vêtements dans lesquels je dois à nouveau me sentir au mieux ?

Nous avons donc résolument décidé que nos vêtements deviendraient nos juges.

LE REPAS DU SOIR

Manger comme un mendiant le soir. Oups ! Voilà encore une idée qui ne colle pas avec ma manière de voir les choses. En effet, elle est en contradiction avec le mode de vie de nos lointains cousins.

Voilà le moment tant attendu où, devant un feu rédempteur (aujourd'hui remplacé par la télévision), la troupe se retrouvait, certainement fourbue d'avoir autant galopé, débusqué, chassé, et où tous allaient enfin se délecter de leur butin vaillamment conquis.

Je les imagine aisément affalés, rigolards, racontant exploits et poltronneries. En revanche, j'ai du mal à les imaginer allant se coucher avec seulement un maigre yaourt dans l'estomac.

Avec l'adage « manger comme un mendiant le soir », nous, on a vraiment du mal !

Donc, après cette prise de conscience, nous avons décidé de manger normalement le soir.

Mais là où nous avons peut-être un avantage sur certains, c'est que nous nous endormons facilement le ventre bien plein. La sieste d'après-souper nous convient parfaitement et l'endormissement (je reviendrai sur cet état) d'un début d'après-midi, trop repu, nous l'avons relégué au soir. Le repas de mendiant du soir ne colle pas avec notre conception de la convivialité que procure un bon repas, autour d'un bon feu.

Le yaourt-dodo ne nous séduits désespérément pas.

LE MENU DU SOIR

À mon humble avis, la petite révolution gustative que nous avons mise en place pour notre agrément « kilotique », et que nous présentons dans ce livre, est presque entièrement contenue dans le menu du soir.

En effet, le savant mélange de légumes et de féculents entraîne un transfert de goût. Cela permet de moins favoriser les féculents, au bénéfice des légumes.

Nous avons vu précédemment que nous cuisions les légumes en même temps que les féculents. Nous faisons quelquefois de même avec la viande, le poulet ou toute autre source de protéines sélectionnée pour le repas. De la même façon que s'opère un transfert de goût entre les féculents et les légumes, ce phénomène se produit avec la viande. Cela permet de ne cuisiner qu'avec la généreuse cuillère à soupe d'huile d'olive, puisque ce transfert de goût inclut la sensation de gras.

Nous verrons, lorsque nous arriverons au chapitre des recettes, comment nous procédons.

ENDORMISSEMENT

Nous l'avons tous constaté un jour : après un bon repas, nous sommes enclins à un endormissement généralement salutaire. Parce que l'organisme mobilise l'essentiel de ses ressources pour la digestion. On peut aussi s'appuyer sur la théorie qui expliquerait qu'un repas riche en glucides entraînerait une sécrétion d'insuline, cette hormone libérant indirectement de la sérotonine, neuromédiateur qui provoque la satiété et le sommeil.

Un repas plus copieux demande plus d'effort de digestion. Il en résulte que, occupés à digérer notre repas, nous avons tendance à somnoler.

À la lumière de ces explications, voici ce qui se passe pour nous. Les gros repas vont effectivement favoriser chez nous la somnolence. Nous allons mettre à profit ce phénomène le soir, car comme notre petit-déjeuner se résume à des liquides, suivi à partir de 11 h/11 h 30 d'une séance de grignotage ; comme le midi, nous déjeunons comme des princes, et que nous avons l'après-midi en général une ou deux petites séances de grignotage, vous pensez bien que, le soir venu, nous sommes impatients de nous réunir pour partager un dîner plus que mérité.

Après ce repas apprécié à sa juste valeur, nous avons ce fameux coup de barre réparateur. Nous pouvons nous y laisser entraîner sans complexe.

Nous savons que c'est la nuit que le corps se répare, se consolide. Quand on dort, des processus biochimiques et physiologiques s'engagent, qui servent à réparer les dégâts causés à l'organisme pendant les périodes de veille. C'est pendant la nuit que notre peau se répare. Le renouvellement des cellules osseuses se produit aussi majoritairement pendant le sommeil.

Diverses hormones contribuent à enclencher la réparation des tissus. La formation des muscles s'effectue aussi la nuit. L'élimination des toxines des systèmes respiratoire, cardiovasculaire et glandulaire a lieu aussi la nuit.

De plus, le sommeil participerait à l'entretien du cerveau en restaurant physiquement les liaisons entre les cellules nerveuses, usées par les activités d'éveil.

Fort de ces suppositions, je pense que les éléments nourriciers proposés à notre organisme ont, la nuit, le plus de chance d'être utilisés au mieux.

ATTENTE DU DÎNER

Vous devez bien imaginer qu'en arrivant à la maison le soir, avant que le repas soit prêt, nous pourrions avoir tendance à nous nourrir de manière inconséquente, voire incohérente.

Il n'en est rien, pour la bonne raison qu'à ce moment-là, avant de commencer à préparer le repas, nous nous concoctons un *smoothie*. Et pas n'importe lequel ! Nous nous préparons un *smoothie* avec tous les fruits, selon notre inspiration, confiés au réfrigérateur (les fameux 5 fruits recommandés par jour). Les fruits sont l'une des seules sources de glucides vraiment bienveillantes pour la santé.

Les fruits sont en partie composés de fructose naturel (on l'a déjà dit). Ils présentent aussi un mélange riche en nutriments, en fibres, en vitamines. Ils contiennent une panoplie d'oligo-éléments.

La consommation de fruits est illimitée car malheureusement, bien souvent, notre consommation est inférieure aux apports conseillés.

Cependant, méfions-nous encore : les fruits issus de l'agriculture dite conventionnelle sont largement contaminés par de nombreux pesticides. Certains agriculteurs (par choix ou plus souvent par exigence de rendement) utilisent des pesticides à tour de bras. En consommant les 12 fruits et légumes les plus contaminés, nous n'ingurgitons pas moins de 10 pesticides par jour ! Une pomme non bio contiendrait jusqu'à 13 résidus de pesticides. Sachant que cette pauvre pomme reçoit en moyenne 35 pesticides différents avant d'être commercialisée.

Vraiment désolé, Monsieur Hippocrate.

Certes, le rinçage réduit les résidus de pesticides, mais il ne les élimine pas. L'épluchage diminue également les risques, mais il retire aussi aux aliments bon nombre de leurs vertus nutritionnelles, car les vitamines et les minéraux sont principalement contenus dans la peau, à l'instar du son du blé.

Nous, au moment du rinçage, nous ajoutons du bicarbonate de soude dans l'eau et nous nettoyons la peau de nos fruits et de nos légumes avec une brosse à légumes. Et bien sûr, nous essayons d'acheter bio dans la mesure du possible. « Et le coût du bio ? », allez-vous me rétorquer. Vous avez raison de soulever ce problème. Ce surcoût est en partie résolu avec l'économie que nous réalisons en achetant au jour le jour et en jetant le minimum.

Rappelons-nous les énormes quantités de nourriture jetées sans vergogne.

À ce *smoothie* réparateur, nous ajoutons une petite quantité de protéines en poudre (environ 20 g), et un onctueux yaourt (voici la deuxième façon d'utiliser le yaourt).
Ce rajout de poudre protéinée (à la vanille) a pour avantage de calmer notre faim dévorante, et c'est vraiment délicieux.

Il ne nous reste plus qu'à siroter notre délicieux *smoothie*, en attendant que notre non moins délicieux repas soit mitonné. Ce qui a pour effet de calmer instantanément cette faim dévorante.

LE RÉGIME DOIT DURER LONGTEMPS

Il est nécessaire que ce régime dure dans le temps ! Longtemps !

Pourquoi donc ?

À la différence des autres régimes, dans cette nouvelle façon de nous alimenter, il a été important pour nous d'entériner cette nouvelle procédure. Cela ne doit pas être éphémère, pour qu'enfin les kilos perdus ne soient pas repris.

Contrairement aux autres régimes, nous avons constaté que cela s'est transformé pour nous en véritable pratique naturelle de sustentation. Non seulement cela est devenu un automatisme de cuisiner de cette manière, mais les repas ne peuvent plus se concevoir autrement.

C'est là où vraiment c'est devenu génial, car nous avons minci sans aucune contrainte.

Certes, cela a pris un certain temps. Mais, encouragés par les résultats éloquents au jour le jour, il nous a été facile de prendre notre mal en patience, de savoir que la perte de kilos se fera peut-être sur un temps plus long que pour d'autres méthodes, mais que la victoire acquise le sera vraiment.

Une victoire sur soi vaut mieux que mille victoires sur mille ennemis, n'est-ce pas ?

Et tout cela sans carences, ni frustration, ni sensation de faim.

Dans certains autres régimes, la contrainte est telle qu'après avoir cessé ces régimes, le retour plus ou moins rapide des kilos est parfois démoralisant. Nous l'avons déjà évoqué.

Mais si vous décidez d'essayer ces propositions, qui ont été pour nous une réussite, il n'y a aucune raison pour que cela ne se passe pas aussi bien pour vous.

Nous avons certes dû être patients pendant une année et demie pour atteindre enfin notre poids de croisière. Nous sommes fiers de nous.

Un des problèmes rencontrés, et non des moindres, est que l'organisme, cette formidable usine à survivre, va économiser ses calories. La perte de kilos va ralentir, car l'organisme se pense en restriction et comme il ne sait pas combien de temps cette disette va durer, il s'économise, le bougre.

Qu'à cela ne tienne, puisque le plaisir est au rendez-vous. Cette économie ne sera pas préjudiciable sur le moyen terme, temps imparti pour mettre en place de manière pérenne ce nouvel arrangement avec nous-mêmes.

NETTOYAGE DU CÔLON

Après avoir débuté le régime idéal, nous avons perdu du volume au bout d'un certain temps.

Je n'étais pas satisfait, car je souffrais de ballonnements, comme si on me gonflait avec une pompe à vélo. Était-ce dû à mon amincissement et au fait que mon ventre ne reprenait pas sa « place » ? Je me suis penché sur ce problème et me suis alors rendu compte qu'environ 70 % de la population dite « moderne » souffrirait de désordres digestifs : douleurs abdominales, constipations, météorismes, diarrhées, gonflements, etc. Il est courant d'affirmer que plus de 90 % de la population présenterait un gros intestin encombré et souffrirait de multiples maux certainement liés à cela. Comment l'expliquer ? Comment le gros intestin, tube ignoré, quelquefois méprisé, peut-il être générateur de tant de dégâts ? Pourquoi la médecine moderne ignore-t-elle l'importance de la bonne santé du côlon dans la gestion de notre santé globale ? Quatre siècles avant notre ère, Hippocrate préconisait déjà de le nettoyer en cas de fièvre.

Le gros côlon mesure 1m50, son diamètre est de 3 à 8 cm. Sa muqueuse est faite de couches de cellules d'une « épaisseur » de 25 millièmes d'un millimètre, mince pellicule qui se renouvelle toutes les 48 heures.

Les aliments qui arrivent dans le côlon ont subi plusieurs étapes de digestion, dans la bouche, dans l'estomac et enfin dans l'intestin grêle. Le côlon, lui, ne secrète pas de sucs digestifs. Il a pour fonction principale d'évacuer à l'extérieur les matières non assimilables par l'organisme.

Les aliments digérés au sortir de l'intestin grêle et à leur arrivée dans le cæcum forment le bol fécal. Celui-ci est liquide à l'origine. Tout au long de son transit dans le côlon, une partie importante de son eau sera réabsorbée, d'où un durcissement progressif des matières fécales dans le côlon.

Le transit intestinal qui permet d'acheminer ces matières dépend des contractions de la paroi du côlon et du volume du bol fécal. De l'ingestion d'un aliment à son élimination, une vingtaine d'heures est nécessaire.

Mais le côlon n'a pas qu'une fonction excrétrice ; une flore microbienne y demeure, dont les fonctions revêtent une importance majeure. Il y a dans le côlon 100 000 milliards de bactéries appartenant à 400 espèces différentes. Elles sont 10 fois plus nombreuses que toutes les cellules du corps.

Elles constituent la flore intestinale.

Le Dr Jensen, qui est l'un des spécialistes de l'hygiène intestinale, a pratiqué plus de 300 autopsies du côlon afin d'en observer l'état. Sur 300 personnes, 15 présentaient un côlon dit « normal » (sans déformation anormale, ni encombrement par des matières anciennes). Chez les autres, le côlon était encombré à divers degrés. Dans un cas, le Dr Jensen a noté la présence de 20 kilos de matières fécales desséchées et anciennes !

Dans un autre cas, il s'agissait d'une femme qui allait à la selle de 3 à 5 fois par jour. Pourtant, lors de l'autopsie, son côlon était dilaté et encombré par une masse circulaire de 18 cm de matières fécales anciennes. Seul subsistait un orifice central de la taille d'un stylo, qui permettait le passage des matières récentes.

À la lumière de ce que vous venez de lire, vous pensez bien que nous avons rapidement compris la nécessité de procéder à un nettoyage de notre côlon. Et c'est ce que nous avons fait.

TENEZ-VOUS BIEN

Maintenant, je vais vous expliquer ce que nous faisons pour éviter la frustration des pâtisseries et autres douceurs coupables.

Mon épouse est friande de douceurs sucrées, des gâteaux par exemple. Moi non plus, je ne rechigne pas à m'offrir une bonne glace débordante. Une coupe bien remplie de glace à la vanille 4, 5 ou 6 boules, avec de la bonne chantilly par-dessus et quelques graines de vermicelle au chocolat, sans oublier des marrons glacés… Un pur délice.

Je peux apercevoir vos yeux écarquillés devant cette description détaillée.

Eh bien, voici ce que nous avons mis en place pour répondre à cette frustration stomacale.

Alors, avant tout, je dois préciser que ce qui va suivre est étrange. Peut-être que certains lecteurs qui pourraient avoir une tendance cartésienne seront sceptiques face à ces explications.

Après avoir pris notre repas, nous fermons les yeux et nous dégustons par la pensée le délicieux gâteau « invisible » qui se trouve dans l'assiette à entremets placée devant nous.

Nous empoignons la coupante, enfonçons délicatement cet ustensile dans le fraisier, l'opéra au chocolat, le mille-feuille, qui se trouve juste à portée de cuillère.

Vous avez bien lu : le gâteau invisible servi dans l'assiette.

Ce délicieux gâteau invisible peut être énorme, vraiment énorme. Ce gâteau exquis, je crois d'ailleurs pouvoir affirmer sans risque de me tromper que c'est le meilleur des gâteaux que nous ayons jamais eu l'occasion de goûter, la crème onctueuse a un goût absolument parfait. Les fraises (pour le fraisier) divinement sucrées et mûres à souhait. Pour le mille-feuille, c'est la recette du dix mille-feuille, il est énorme. Quel plaisir de déguster ces gâteaux sans aucune retenue. Nous pouvons ressentir la douceur imaginée descendre le long de notre gorge, nous procurant une sensation de plaisir inégalée. En ce qui concerne l'opéra au chocolat, il est tout simplement sublime. Vous pouvez vous en servir une troisième fois, je vous en prie, allez-y, ne soyez pas effarouché, il y en aura pour tout le monde.

J'ai aussi dans le réfrigérateur une délicieuse omelette norvégienne pour 12 personnes ; comme nous ne sommes que 4, nous allons nous régaler.

Si, le soir, en regardant un documentaire sur Arte, nous désirons déguster une tablette de chocolat entière (en plus du vrai chocolat dégustation de la journée), pas de problème. Les yeux fermés, il nous est facile d'imaginer le goût du chocolat dans notre bouche.

Voyez-vous, la sensation en question amène à saliver… Intéressant, n'est-ce pas ! Essayez et vous verrez.

RECETTES

Venons-en aux recettes. Dans un premier temps, l'ustensile indispensable à intégrer dans la cuisine est la traditionnelle Cocotte-Minute.

Non seulement nous gagnons du temps en cuisinant avec cet accessoire mais, de plus, les aliments gardent, à notre avis, mieux leurs saveurs. Quasiment toutes les recettes qui suivent seront cuisinées avec cet appareil.

Ceci dit, le célèbre steak grillé, accompagné de légumes cuits à la vapeur, est certainement amaigrissant, mais nous restons persuadés qu'alimentation pérenne doit rimer avec « bon », même si, je vous l'accorde, le steak salade peut être délicieux pendant un certain temps (mais pas tous les jours quand même).

On peut se forcer un temps à ingurgiter des aliments cuits à la vapeur, mais à la longue, cela risque de nous faire retomber dans ces honteuses habitudes alimentaires qui nous ont amenés, moi à écrire, et vous à lire ce livre.

De plus, on a tous notre madeleine de Proust.

Depuis notre plus jeune âge, on a tous dans le cœur (mis à part cette fameuse « petite fille oubliée, jupe plissée, queue-de-cheval à la sortie du lycée ») de bons petits plats mijotés par nos parents ou nos grands-parents bienveillants, ou ces quelques recettes apprises maladroitement dans notre enfance.

Nous allons voir ensemble quelques recettes éprouvées, redorées avec le doigté expert de ma douce moitié. Ces recettes provoquent d'exquises sensations sur nos palais ravis.

TOUT D'ABORD :
NOTRE CHOCOLAT *HOME MADE.*

Notre méthode : nous faisons fondre à feu très, très doux du chocolat pâtissier de couverture (70 %). Nous y incorporons des amandes, des noisettes, des noix, des céréales ou les fameuses graines entières riches en bienfaits, celles évoquées plus haut. Cela nous permet de choisir nos ingrédients « boostant ». Nous faisons notre propre gruau et nous y ajoutons donc nos ingrédients préférés.

Puis nous les mettons dans des bacs à glaçons pour les faire refroidir au réfrigérateur. Cela donne de gros carrés de chocolat délicieux, une tablette de chocolat ainsi reconstituée « muesli-*home made* ».

Utilisée pour les grignotages.

C'EST PARTI POUR LES RECETTES.

Cuisson : feu doux 1/4, feu moyen 1/2, feu fort 3/4, feu très fort 1

....

Les pommes de terre sautées
aux haricots verts
Pour 4 convives

Ingrédients :
— Pommes de terre 250 g (féculents 1/3)
— Haricots verts 700 g (légumes 2/3)
— Huile d'olive (gras)
— Poivre
— Pas de sel

Ustensile :
Poêle.

Cuisson :
Feu fort, très fort.

Préparation :

1 — Mettez deux généreuses cuillerées à soupe d'huile d'olive dans la poêle.

2 — Coupez les pommes de terre en dés (épluchez-les si elles ne sont pas bio, sinon lavez-les et laissez la peau).

3 — Mettez-les dans la poêle **en même temps** que les haricots verts (vous pouvez utiliser des haricots verts surgelés).

4 — Poivrez.

5 — Couvrez la poêle.

6 — Quand c'est presque cuit, retirez le couvercle.

7 — Mettez l'autre moitié de l'huile en fin de cuisson.

Temps de cuisson : à vue. La cuisson se termine frite.

C'est super simple à faire. Nous, on adore. Vous pouvez essayer de remplacer les haricots verts par d'autres légumes en respectant bien la règle 1/3 de féculents (pommes de terre) pour 2/3 de légumes.

Le poulet aux navets et aux marrons
Pour 4 convives

Ingrédients :
— Oignon 1 gros blanc (légumes 3/4)
— Tomates 1 grosse ou 2 moyennes (légumes 2/3)
— Ail 2 gousses moyennes
— Poulet 1 morceau par personne (protéines)
— Marrons 320 g (féculents 1/4)
— Navets 1,2 kg (légumes 3/4)
— Pas de sel
— Huile d'olive (gras)
— Safran (option) (4 pistils)
— 1 verre d'eau

Ustensile :
Cocotte-Minute.

Cuisson :
Feu moyen.

Préparation :
1 — Râpez l'oignon.

2 — Épluchez les navets, puis coupez-les en morceaux (gros comme le double des marrons) puis mélangez-les avec le safran (option).

3 — Coupez les gousses d'ail en tout petit (ou utilisez un presse-ail).

4 — Mettez dans la cocotte les 4 généreuses cuillerées d'huile d'olive.

5 — Disposez d'abord les morceaux de poulet au fond.

6 — Répartissez autour du poulet l'oignon, l'ail, le poivre, les navets.

7 — Faites rissoler l'ensemble en remuant jusqu'à ce que le poulet soit doré (environ 10 min).

8 — Posez les marrons (déjà cuits et épluchés, ceux vendus sous vide).

9 — Ajoutez la tomate coupée grossièrement en dés.

10 — Ajoutez le verre d'eau.

11 — Fermez la Cocotte-Minute et laissez tourner le sifflet.

Temps de cuisson : 30-35 min.

Ce plat est vraiment délicieux ! Le transfert de goût fonctionne à merveille. Vous avez remarqué cette fois-ci le 1/4, 3/4, normal.

La cuisson est terminée quand le navet est translucide. Comme c'est un plat simple et vraiment délicieux, vous allez vite peaufiner la cuisson.

Si la cuisson du navet est un peu juste, refermez la cocotte et attendez patiemment encore quelques minutes.

Le riz aux oignons et poivrons
Pour 4 convives

Ingrédients :
— Riz (basmati de préférence) 2,5 cuillerées à soupe par personne (féculents 1/3)
— Poivrons 1/2 par personne (légumes 2/3)
— Oignons 1/2 moyen par personne (légumes 2/3)
— Huile d'olive (gras)
— Poivre
— Pas de sel (saler l'eau de cuisson du riz)
— Beurre 40 g

Ustensile :
Cocotte-Minute.

Cuisson :
Feu moyen doux.

Préparation :
1 — Dans une casserole remplie d'eau, mettez le riz à précuire. Retirez-le à mi-cuisson, en l'égouttant de 3/4 (plus d'eau, mais riz encore imbibé).

2 — Dans la cocotte, versez la moitié de l'huile d'olive.

3 — Tapissez bien le fond d'oignons coupés en rondelles.

4 — Mettez dessus, en surcouche, les poivrons coupés en lamelles.

5 — Faites frire sans remuer (veillez à ce que ça n'accroche pas, sinon « tri-touillez » sans remuer).

6 — Étalez le riz en couche sur le dessus (sans mélanger).

7 — Versez le reste de l'huile d'olive sur toute la surface du riz.

8 — Répartissez sur l'ensemble les 40 g de beurre en noisettes.

9 — Fermez la cocotte et laissez le riz finir de cuire dans la vapeur des oignons et des poivrons (pour le transfert du goût).

Temps de cuisson : 20 min suffisent en général.

Retournez la préparation dans un autre plat avant de servir. Au préalable, décollez avec une spatule.

Nous préparons souvent avec ce plat des brochettes de viande hachée.

Les brochettes de viande hachée
Pour 4 convives

Ingrédients :
— Viande hachée 120-140 g par personne (protéines)
— Persil ou ciboulette (une bonne quantité, soyez généreux)
— Poivre
— Pas de sel
— Pas d'huile (gras)

Ustensile :
Plat qui passe au four.

Cuisson :
Four chaleur tournante 250 °C.

Préparation :
1 — Prenez la viande, mélangez-la avec le persil (ou la ciboulette) et le poivre.

2 — Réalisez des quenelles de viande avec des pics à brochettes.

3 — Posez-les tête-bêche dans le plat.

Temps de cuisson : Laissez cuire jusqu'à ce que le sang perle.

Versez le jus de cuisson sur le riz au moment de servir.

Les pâtes à la bolognaise
Pour 4 convives

Ingrédients :
— Pâtes 200 g (spaghettis, fettuccine) (féculents 1/3)
— Œufs durs 1 par personne (protéines)
— Champignons de Paris (légumes 2/3)
— Tomates (légumes 2/3)
— Viande de bœuf émincée 300 g (protéines)
— Oignons rouges 3 moyens (légumes 2/3)
— 4 baies
— Sauce tomate 6 cuillerées à soupe
— 1 litre d'eau
— Basilic (sec ou frais)
— Sel pour l'eau des pâtes
— Huile d'olive (gras)

Ustensile :
Fait-tout.

Cuisson :
Feu fort

Préparation :
1 — Faites bouillir les œufs durs (9 min après ébullition).

2 — Cuisez les pâtes à la moitié de leur temps de cuisson normal dans une grande casserole remplie d'eau salée.

3 — Quand les pâtes sont à moitié cuites, sortez-les et passez-les sous l'eau (pour les débarrasser de l'amidon).

4 — Dans le fait-tout, faites revenir les oignons rouges avec 1 cuillère à soupe d'huile d'olive.

5 — Quand les oignons sont cuits, ajoutez la viande de bœuf émincée et laissez cuire jusqu'à ce qu'il n'y ait plus de rouge sur la viande (cuisson ultra rapide).

6 — À part, séparez le jaune du blanc des œufs.

7 — Mélangez les jaunes d'œufs avec la sauce tomate.

8 — Mettez l'ensemble de la préparation dans le fait-tout.

9 — Ajoutez le litre d'eau.

10 — Ajoutez un bon trait de tomate concentrée.

11 — Remuez l'ensemble.

12 — Ajoutez les pâtes et laissez cuire le temps qu'elles absorbent l'eau.

Temps de cuisson : à vue.

Au moment de servir, ajoutez les tomates coupées en dés, les morceaux de blancs d'œufs, le basilic (frais) coupé avec des ciseaux et les champignons de Paris crus coupés en rondelles.
Parsemez de mélange des 4 baies.
Vous pouvez ajouter une cuillerée d'huile d'olive.

Le secret : les œufs et les champignons qui vont pallier la faible quantité de pâtes.

Les lentilles aux gnocchis
et côtelettes de porc
Pour 4 convives

Ingrédients :
— Lentilles noires (protéines végétales)
— Gnocchis (féculents 1/3)
— Oignons (légumes 2/3)
— Salade scarole (1 belle) ou chou de Chine (légumes 2/3)
— Côtelettes de porc 1 par personne (protéines)
— Huile d'olive (gras)
— Poivre
— 1 feuille de laurier
— Eau (1 litre environ)

Ustensile :
Cocotte-Minute.

Cuisson :
Feu fort moyen.

Préparation :
1 — Mettez dans la cocotte les côtelettes et les oignons.

2 — Ajoutez la moitié de l'huile d'olive préconisée.

3 — Faites revenir.

4 — Quand les oignons et les côtelettes ont bruni, mettez 1/2 verre d'eau et ajoutez les gnocchis (attention, cuisson ultra rapide).

5 — Faites revenir encore un peu.

6 — Ajoutez les lentilles.

7 — Rajoutez l'eau.

8 — Ajoutez les feuilles de scarole ou de chou de Chine.

9 — Poivrez.

10 — Mettez les feuilles de laurier.

11 — Fermez le couvercle.

Temps de cuisson : 20-30 min dès que le sifflet se fait entendre.

S'il reste trop d'eau, poursuivez la cuisson sans le bouchon sifflet.

L'agneau aux courgettes et pois cassés
Pour 4 convives

Ingrédients :
— Côtelettes d'agneau (morceaux avec du gras) 480 g
— Oignons verts 2 (légumes 2/3)
— Ail 3 gousses
— Courgettes 600 g (légumes 2/3)
— Pois cassés 200 g (féculents 1/3)
— Feuilles de laurier 2
— Poivre
— Huile d'olive (gras)
— Tomates 3 moyennes
— Pas de sel

Ustensile :
Cocotte-Minute.

Cuisson :
Feu fort moyen.

Préparation :
1 — Mettez la moitié de l'huile d'olive dans la cocotte.

2 – Pressez l'ail.

3 — Faites rissoler l'agneau et l'ail.

4 — Coupez les courgettes en 8 (morceaux de la taille d'un gros pouce).

5 — Parsemez de pois cassés.

6 — Ajoutez les tomates coupées en dés.

7 — Mettez le reste d'huile.

Temps de cuisson : 15-20 min. De temps en temps, secouez la cocotte.

La ratatouille au bœuf
Pour 4 convives

Ingrédients :
— Bœuf 450 g (celui pour un bourguignon : protéines)
— Courgettes 250 g (légumes 2/3)
— Tomates 200 g (légumes 2/3)
— Poivrons rouges 250 g (légumes 2/3)
— Oignons 2 gros blancs (légumes 2/3)
— Aubergines 250 g (légumes 2/3)
— Pommes de terre vitelotte 300 g (féculents 1/3)
— Laurier 3 feuilles
— Herbes de Provence 1 bonne cuillère à soupe
— Poivre
— Huile d'olive (gras)
— Pas de sel

Ustensile :
Cocotte-Minute.

Cuisson :
Feu moyen.

Préparation :
1 — Découpez en petits dés tous les légumes.

2 — Mettez la moitié de l'huile d'olive dans la cocotte.

3 — Faites revenir les oignons, le bœuf et les vitelottes en même temps.

4 — Quand l'ensemble est bien roussi, ajoutez les feuilles de laurier, les herbes de Provence et les légumes, en finissant par les tomates.

5 — Versez le reste d'huile.

Temps de cuisson : 20-25 min. Secouez la cocotte de temps en temps.

La purée
Pour 4 convives

Ingrédients :
— Pommes de terre (féculents)
— Brocolis (protéines végétales)

Ustensile :
Cocotte-Minute, broyeur de légumes.

Cuisson :
Feu fort.

Préparation :
1 — Mettez les pommes de terre en même temps que les brocolis dans la Cocotte-Minute.

2 — Quand la cuisson est terminée, broyez l'ensemble. Attention, pas en soupe.

Les petits pois carottes, artichauts et mouton
Pour 4 convives

Ingrédients :
— Oignon 1 gros
— Persil
— Mouton épaule 450 g (protéines)
— Petits pois 300 g (féculents 1/3)
— Carottes 600 g (légumes 2/3)
— Artichauts 3 (légumes 2/3)
— Huile d'olive
— Laurier 2 feuilles
— 1/2 litre d'eau
— Pas de sel

Ustensile :
Cocotte-Minute.

Cuisson :
Feu moyen.

Préparation :
1 — Épluchez les artichauts, découpez les cœurs en 4 et citronnez-les pour préserver leur couleur.

2 — Nettoyez les carottes et découpez-les en rondelles.

2 — Versez l'huile dans la cocotte.

3 — Ajoutez les morceaux de viande.

4 — Mettez l'oignon coupé en dés.

5 — Ajoutez les carottes.

6 — Poivrez.

7 — Ajoutez le persil découpé finement.

8 — Puis les feuilles de laurier.

9 — Faire revenir le tout à feu doux en laissant le couvercle.

10 — Surveillez pour éviter que ça ne brûle.

11 — Dès que l'oignon brunit, ajoutez les artichauts, puis les petits pois.

12 — Versez l'eau jusqu'à presque recouvrir les petits pois.

Temps de cuisson : 20 min après le sifflet. À la fin de la cuisson, vérifiez que les carottes sont cuites. Si elles ne le sont pas, laissez cuire encore quelques minutes.

Le duo aubergines-courgettes en tian
Pour 4 convives

Ingrédients :
— Viande hachée 460 g (protéines)
— Aubergine 250 g (légumes)
— Courgette 250 g (légumes)
— Ail 2 grosses gousses
— Oignon blanc 1/4
— Tomate Cœur de Bœuf 250 g (légumes)
— Poivre
— Herbes de Provence
— Huile d'olive (gras)
— Persil
— Gnocchis 250 g (féculents)

Ustensiles :
Cocotte-Minute et poêle.

Cuisson :
Feu moyen.

Préparation :
1 — Mettez l'huile d'olive dans la cocotte avec 1/2 gousse d'ail pressée.

2 — Épluchez et découpez en fines lamelles l'aubergine et la courgette.

3 — Ajoutez le reste de la 1/2 gousse d'ail pressée avec l'aubergine seule.

4 — Étalez les lamelles d'aubergine au fond de la cocotte.

5 — Dans une assiette, mélangez la viande hachée, le persil, le demi-oignon râpé et le poivre noir.

6 — Ajoutez à la préparation de viande hachée les 2/3 de la tomate coupée en petits dés, sans écraser.

7 — Recouvrez la couche d'aubergine de la moitié de la préparation de viande hachée en vous assurant que la préparation est morcelée et répartie sur l'ensemble.

8 — Mélangez 1 gousse d'ail pressée avec les lamelles de courgette.

9 — Mettez les lamelles de courgette en couche dans la cocotte.

10 — Parsemez la préparation du reste de tomate coupée en dés.

11 — Dans une poêle, faites dorer les gnocchis avec 1 cuillère à soupe d'huile d'olive.

12 — Pendant la cuisson des gnocchis, mettez la cocotte sur un feu moyen sans fermer le sifflet.

13 — Rajoutez les gnocchis dorés.

14 — Fermez la cocotte.

Temps de cuisson : Après le sifflet, 15-20 min.

Le Burger revisité
Pour 4 convives

Ingrédients :
— 480 g de viande hachée (protéines)
— Oignons 1/2 blanc et 1/2 rouge par personne (légumes 2/3)
— Tomates 2 grosses (légumes 2/3)
— Cornichons de bonne qualité (tant qu'à faire) (légumes 2/3)
— Champignons de Paris 400 g (légumes 2/3)
— Pommes de terre (pour les frites) (féculents 1/3)
— Pain noir (1 tranche)
— Cheddar 1 tranche (gras)
— Herbes de Provence (1 pincée)
— Ail 2 gousses par personne
— Salade verte
— Pas de sel

Ustensile :
Plat qui passe au four ou poêle.

Cuisson :
Four chaleur tournante 250 °C ou feu fort.

Préparation :
La stratégie est de minimiser les féculents (frites) imbibés d'huile (donc sur-gras).

1 — Dans une poêle, faites revenir les champignons **sans huile d'olive** (juste un aller-retour).

2 — Dans une autre poêle, faites revenir les oignons blancs avec **1 cuillerée d'huile d'olive.** Couvrez la poêle.

3 — Quand les oignons sont cuits, mélangez la viande encore crue avec les oignons blancs cuits.

4 — Coupez les oignons rouges et les tomates en rondelles et les cornichons en lamelles.

5 — Pour les frites maison, prenez une vieille Cocotte-Minute (ou votre cuiseur à frites habituel), remplissez-la de 2/3 d'huile d'olive et de 1/3 d'huile de colza (bio), pas à ras-bord, juste pour pouvoir plonger les frites dedans. Vous pouvez saler l'huile.

6 — Laissez chauffer l'huile un certain temps (merci Monsieur Fernand Raynaud).

7 — Plongez dans ce bain les pommes de terre que vous aurez évidemment au préalable coupées en frites (avec la peau lavée si bio ou sans la peau si non bio).

8 — Posez le couvercle de la vieille Cocotte-Minute dessus sans le visser et sans le sifflet.

9 — Remuez fréquemment en début de cuisson. Retirez du feu avant que la cuisson ne soit trop avancée (après, les frites risquent de devenir de la purée).

10 — Juste avant de sortir les frites cuites, plongez les gousses d'ail avec la peau dans l'huile bouillante pendant quelques minutes.

11 — Reconstituez en burgers le mélange de viande et d'oignons cuits.

12 — Cuisez la préparation au four ou à la poêle. Ajustez la durée en fonction de vos goûts.

13 — Au dernier moment, avant de la sortir du four, posez la tranche de cheddar dessus. Pas avant, pourquoi ? Parce que si le cheddar fond trop, vous n'aurez plus la « sensation de fromage ».

14 — Posez la préparation dans une assiette et mettez les champignons par-dessus.

15 — Puis les tomates, les oignons rouges (crus) et enfin les cornichons émincés.

Ne mettez pas de pain dessous. Pourquoi ?
Parce que le jus de la viande détrempera le pain et que vous n'aurez alors pas l'impression de manger beaucoup de pain.

16 — Posez la tranche de pain sur le dessus.

Décorez l'assiette avec les 2 gousses d'ail.

Posez quelques feuilles de salade.

C'est là où ça devient intéressant. Dans cette recette, les féculents sont les frites imbibées d'huile (gras), surtout qu'il n'y a pas de cuisson mixte, donc pas de transfert de goût. D'où la nécessité de gérer leur quantité et surtout de ne pas hésiter à mettre beaucoup de champignons. Ils vont équilibrer l'ensemble du plat et surtout apporter la sensation de satiété que nous aurions pu peut-être rechercher avec les féculents. Cela permet aussi de gérer la quantité de cheddar (gras).

En tout cas, vous allez voir, ce burger revisité est délicieux.

Oups ! J'ai failli oublier la pincée d'herbes de Provence. Parsemez-en les frites au moment de servir.

Dans cette recette, ce qui est important, c'est de constater que l'on peut facilement manger moins de féculents et comme il n'y a pas de transfert de goût entre ces derniers et les légumes, on se retrouve cette fois avec un repas « normal ». D'où l'absolue nécessité de comprendre qu'il faut réduire la quantité de féculents et augmenter celle de légumes.

Dans le cassoulet, dont on ne peut pas dire que c'est le plat léger par excellence, nous avons ajouté des légumes pendant la cuisson. Essayez.

DÉCOREZ !

N'oubliez pas de décorer les assiettes, c'est important, on mange d'abord avec les yeux.   Aussi, une belle table bien dressée, les assiettes, les couverts bien alignés. Sortez plus souvent les beaux verres du placard. Une belle carafe en cristal pour l'eau (5 euros dans une brocante). Quelques fleurs, une bougie. Pliez joliment les serviettes de table.

Le repas doit être une fête au quotidien. Chacun salera ses plats à sa convenance, mais rappelez-vous les 5 g.

Un de mes trucs pour accélérer l'arrêt du sifflement, quand on cuit avec la Cocotte-Minute, consiste à passer ladite cocotte sous l'eau froide quelques secondes. Vous verrez, vous n'aurez plus besoin d'attendre interminablement la fin du sifflement.

CONCLUSION

À court terme, les régimes que nous avons mis en place ont semblé réussir mais, sur le long terme, ils ont tous échoué. On sait que le corps humain apprend à augmenter l'efficacité de son fonctionnement en période de disette.

Ainsi, un régime hypocalorique nous transforme en machine à résister à ce fameux régime.

Le corps ne se dit pas « régime », il se dit « famine ». Donc, dès que l'alimentation reprend normalement, le corps va d'autant plus stocker, au cas où une autre famine surviendrait. C'est la raison pour laquelle à la fin d'un régime, nous subissons l'effet rebond.

Nous sommes conçus pour avoir une activité physique. Rester assis toute la journée devant un ordinateur n'est pas « normal » en soi.

Depuis l'aube de l'humanité, nous avons une activité physique intense, nous ne devons pas l'oublier.

À l'époque des rois, s'asseoir était considéré comme un privilège. Le fameux trône du roi : lui assis, tous debout. Pourquoi ? Tout simplement parce que s'asseoir était inaccoutumé.

Sur le long terme, l'augmentation de notre activité physique, couplée à une réorganisation de notre alimentation, nous a réussi.

Il y a une réaction naturelle du corps quand on se met au sport ou quand on en fait davantage : cela développe l'appétit, car le corps veut compenser l'augmentation de la consommation d'énergie.

Nous avons constaté aussi un effet gonflant corrélatif aux muscles qui prennent du volume. Cet effet est normal.

Il y a aussi un principe encore mal compris dans son mécanisme, mais parfaitement observé et documenté : une personne active se maintient en forme tant que son activité perdure.

Les solutions sans une certaine augmentation de l'activité physique n'ont pas fonctionné pour nous. Les pilules miracles qui évitent l'effort physique ne sont que de la poudre de perlimpinpin.

Attention aussi aux régimes hypocaloriques, ils ont provoqué chez nous une augmentation très sensible du mal-être, comme une dépression. Ils peuvent aussi provoquer des carences.

À ce stade, nous pouvons déduire que c'est la seule démarche efficace que nous avons mise en place pour perdre du poids sans avoir de sentiment de mal-être.

On ne change pas le régime alimentaire auquel nous sommes « super » habitués depuis notre plus tendre enfance, on le réorganise. Puis on augmente progressivement son activité physique.

On accepte le sur-volume des premiers mois.

Ensuite, graduellement, tout en maintenant le nouveau niveau d'activité physique, on peaufine le régime alimentaire.

Au fait, j'ai par la suite aussi ajouté des abdos. Pourquoi ne pas l'avoir indiqué dans la partie sport ? Tout simplement parce que je n'ai pas débuté les abdos au début du régime, mais plutôt quand j'ai commencé à bien perdre du volume.

Alors, c'est très simple : tous les jours, dès le réveil, je fais entre 50 et 100 abdos sur le lit. Ça me prend 2 minutes top chrono et je n'ai pas mal aux fesses grâce au matelas.

Mathématiquement, nous avons résolu notre problème, qui était de réduire la quantité d'énergie (calories) disponible pour faire du gras.

Ce désagréable gras a fondu lentement :

— Nous avons perdu du poids (nous ne savons pas combien, puisqu'il n'y a plus de balance à la maison).

— Nous sommes en bien meilleure santé.

— Nous paraissons plus jeunes.

— Nous sommes mieux dans notre peau.

Voilà, je vous ai exposé les clefs qui nous ont réussi et j'espère de tout cœur vous avoir aidé à trouver les vôtres.

Merci et bon courage !

Par ailleurs, je tiens à préciser que ni mon épouse ni moi-même ne sommes médecins ou nutritionnistes. Ce que nous avons décidé d'entreprendre pour mincir n'est pas le résultat d'une étude scientifique, mais de tâtonnements.

Ce livre ne prétend nullement être un traité médical.

Les conseils donnés dans cet ouvrage sont à prendre comme des conseils d'amis (amis qui en ont eu assez des difficiles régimes à suivre, quelquefois vraiment peu adaptés). Ils sont basés sur notre bon sens et nous les partageons avec plaisir avec vous.

Si vous avez un quelconque doute, vous devez consulter un médecin spécialisé, qui sera à même de vous éclairer sur vos interrogations et de définir un accompagnement approprié à votre cas.

L'utilisation des informations de cet ouvrage est sous l'entière responsabilité du lecteur. Bien que tout ait été mis en œuvre pour offrir des informations aussi précises et complètes que possible, l'auteur ne garantit pas que le contenu soit exact à tout moment.

Ni l'auteur ni l'éditeur ne pourraient être tenus responsables des erreurs, omissions ou interprétations issues de cet ouvrage.

www.ingramcontent.com/pod-product-compliance
Lightning Source LLC
Chambersburg PA
CBHW020246290326
41930CB00038B/412